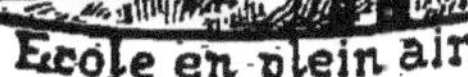

Ecole en plein air

NOTIONS
D'HYGIÈNE PRATIQUE
A L'ÉCOLE PRIMAIRE

PAR

Le Docteur BONNET

Inspecteur d'hygiène

Avec la collaboration de

M. HULEUX

Inspecteur de l'Enseignement primaire

PARIS

LIBRAIRIE D'ÉDUCATION NATIONALE

NOTIONS D'HYGIÈNE PRATIQUE

A L'ÉCOLE PRIMAIRE

NOTIONS
D'HYGIÈNE PRATIQUE
A L'ÉCOLE PRIMAIRE

PAR

LE DOCTEUR BONNET

Inspecteur d'hygiène

Avec la collaboration de

M. HULEUX

Inspecteur de l'Enseignement primaire.

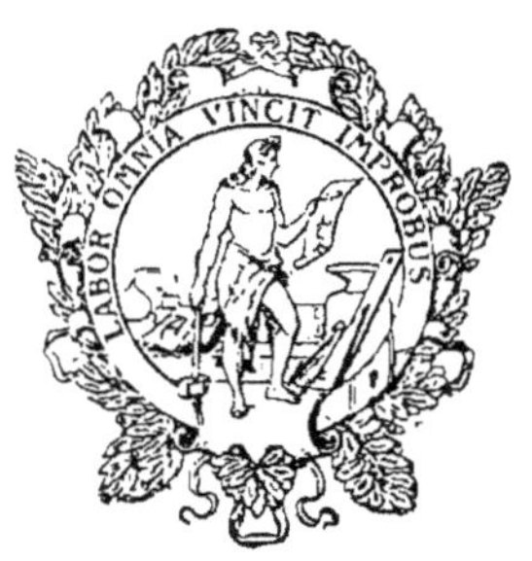

PARIS

LIBRAIRIE D'ÉDUCATION NATIONALE
PUBLICATIONS ALCIDE PICARD
ADMINISTRATEUR : LÉON FOURNIER

9, RUE HAUTEFEUILLE, 9

AVANT-PROPOS

A aucune époque, la nécéssité d'une protection efficace de la santé publique ne s'est tant fait sentir qu'aujourd'hui.

Il est facile d'en apercevoir les causes. La natalité s'est affaiblie en France au point que dans certains de nos départements le chiffre des naissances est inférieur à celui des décès. La mortalité, la mortalité infantile surtout, surpasse celle d'autres pays, comme la Suède, la Norvège, le Danemark. Un mal terrible, la tuberculose, fait chez nous, et surtout depuis la guerre, des ravages effrayants : **il meurt un Français de la tuberculose toutes les six minutes.**

Malgré certaines mesures, l'alcoolisme exerce encore trop facilement ses méfaits : on en peut juger par le nombre des malades qui encombrent nos asiles d'aliénés. Enfin la guerre de 1914 vient d'exiger le sacrifice d'un million et demi de vies humaines, qui constituaient la meilleure réserve de forces pour notre pays.

Le danger est grave : **il y va de l'avenir de la France.**

Les pouvoirs publics s'en rendent compte et s'en émeuvent. Un ministère spécial de l'hygiène a été créé. On pressent un grand effort législatif prochain pour compléter les lois hygiéniques insuffisantes et, d'ailleurs, fort peu pratiquées, en usage actuellement en France.

*Mais les lois n'ont d'efficacité qu'autant que l'esprit public est préparé à les recevoir. Il faut qu'il en sente la nécessité. A cet égard, **il y a toute une éducation à faire en France**, non seulement parce qu'on méconnaît les lois relatives à l'hygiène, mais parce qu'on applique mal et avec indifférence celles qui existent, l'importance n'en étant pas comprise.*

A notre avis, cette éducation doit commencer à l'école. C'est l'école qui doit incliner l'enfant aux saines habitudes hygiéniques, en lui enseignant les règles de l'hygiène d'abord, puis en les lui faisant pratiquer. Si l'enfant sort de l'école avec le goût de la propreté, l'horreur de l'alcoolisme, avec les petites connaissances aussi qui le renseigneront sur les moyens de s'entretenir en bon état de santé, il y a grande chance pour qu'il transporte ces habitudes dans la vie et pour qu'il reste un être sain.

L'enfant est souvent, d'ailleurs, un propagateur d'idées. Maintes fois il lui arrive, le soir, à la table de famille, de raconter par le menu ce qu'on lui a appris à l'école. Le petit livre qu'il rapporte excite, d'autre part, la curiosité des parents ; on l'examine, on le lit, parfois on le commente. C'est ainsi que maintes notions enseignées à l'école pénètrent dans la famille par l'écolier, et que celui-ci devient à son insu l'éducateur des siens.

C'est sous l'influence de ces idées qu'est né ce petit livre. Nous lui voudrions un accueil sympathique, non seulement à l'école, mais aussi au foyer. Bien des mères, croyons-nous, le liraient avec profit. Tout en s'appuyant sur des données scientifiques certaines, il est écrit aussi simplement que possible.

L'enseignement de l'hygiène à l'école est obligatoire. Les programmes de 1923 viennent de le rappeler. Mais jusqu'ici il s'est donné surtout à l'occasion des leçons de sciences. En réalité, s'est-il toujours régulièrement donné ? Nous pensons qu'en raison de son importance cet enseignement réclame des leçons spéciales et suivies et non plus seulement occasionnelles.

Ces leçons, faut-il le dire, prendront une forme des plus simples. Elles consisteront dans la lecture expliquée et commentée du manuel. Quinze ou vingt de ces lectures au courant d'une année seront suffisantes pour parcourir le programme. Données au lieu et place des leçons ordinaires de lecture, elles ne constitueront aucune surcharge, mais apporteront de l'ordre et de la méthode dans un enseignement qui, nous le répétons, s'impose plus que jamais à l'école.

NOTIONS D'HYGIÈNE PRATIQUE
A L'ÉCOLE PRIMAIRE

PREMIÈRE LEÇON

L'hygiène.

I. — L'hygiène et la santé.

1. — Nous voudrions, mes enfants, dans les quelques leçons de ce livre, vous apprendre comment il faut vous comporter pour vous mettre à l'abri des maladies et pour vivre le plus longtemps possible. Nous sommes sûrs que vous vous intéresserez aux conseils qui vont vous être donnés, car il n'est personne parmi vous qui ne désire être bien portant.

C'est surtout lorsque vous aurez grandi, lorsque vous saurez ce que représente pour chacun de vous une bonne santé, que vous comprendrez pleinement la nécessité des principes que nous allons vous exposer.

Vous avez déjà dû penser que la santé est un grand bien, puisque, dès votre plus tendre enfance, on vous a appris à la souhaiter à vos parents et à vos amis. ***La santé est, en effet, le premier et le plus grand de tous les biens.*** Sans elle, fortune ni bonheur ne peuvent exister.

L'hygiène est la science qui nous permet de la conserver.

2. — Vous devrez en appliquer les règles toute votre vie. C'est heureusement une science fort simple, et si elle paraît ennuyeuse parfois à de grandes personnes, c'est que celles-ci ne la connaissent pas et ne savent pas ***pourquoi*** elle nous commande certaines choses et nous en défend d'autres.

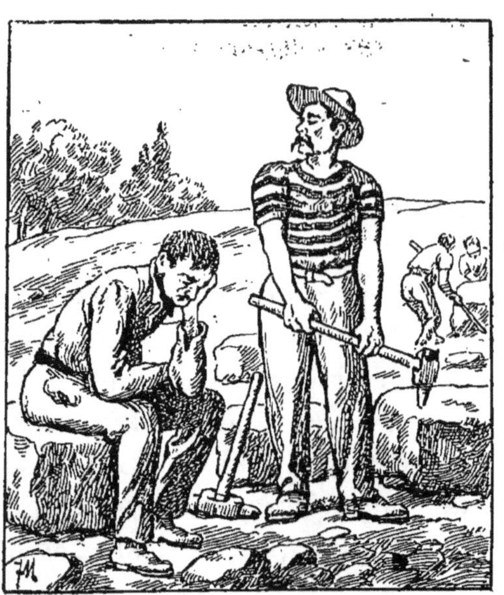

L'ouvrier qui a de l'hygiène et celui qui en manque.

Il faut, vous, que vous la connaissiez pour que plus tard vous ne soyez pas ignorants de ses prescriptions, ainsi que bien des gens le sont encore aujourd'hui.

3. — Vous me demanderez pourquoi de grandes personnes ne connaissent pas l'hygiène. C'est que, dans leur jeunesse, on ne la leur a pas enseignée, et en voici la raison :

Il y a une cinquantaine d'années à peine, on ne savait pas pourquoi ni comment un grand nombre de maladies se développaient. Le croup, la scarlatine, la variole faisaient chaque année des victimes nombreuses, sans qu'on connût l'origine de ces maladies et encore moins les moyens de les combattre.

Pendant la guerre de 1870, par exemple, 23 400 soldats étaient morts de la variole, et nous n'en avions que 500 000 sous les armes, alors que, pendant la dernière guerre, sur près de 8 millions de soldats, il n'y a pas eu de cas de variole.

Quelle est la raison de cette grande différence? C'est qu'on connaît maintenant pour la variole, et pour beaucoup de maladies, **comment** elles se développent, **pourquoi** elles nous frappent **et de quelle façon** on peut lutter contre elles.

II. — **Pasteur**.

4. — A qui doit-on la connaissance de l'origine des maladies?

C'est à un très grand savant français, Pasteur. Ce nom, illustre entre tous, vous le retiendrez, car *il est celui d'un savant dont toute la vie a été consacrée à la recherche des moyens qui peuvent nous permettre de vivre heureux et longtemps.*

Pasteur, à la suite de longues recherches et de travaux pénibles, put arriver à démontrer qu'un grand nombre de maladies sont dues à des êtres très petits, que nous ne pouvons voir qu'à l'aide d'instruments spéciaux. Il les appela, à cause de leur extrême petitesse, *microbes*, d'un mot grec qui veut dire « petit être vivant ».

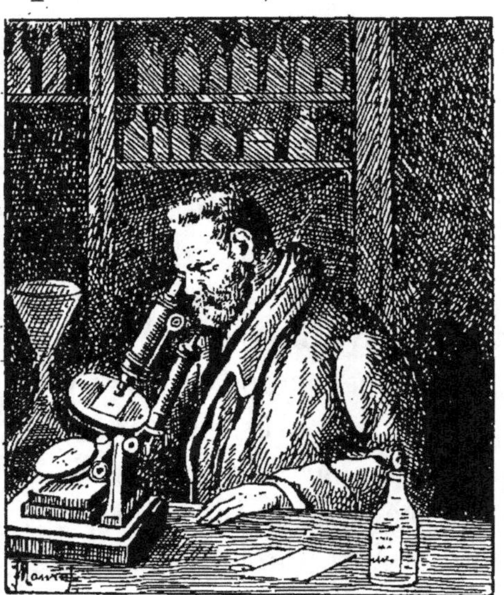
Pasteur dans son laboratoire.

5. — Après cette découverte de Pasteur, il ne restait plus qu'à chercher les moyens de se prémunir contre les microbes. La médecine et l'hygiène s'en sont chargées.

C'est la médecine et l'hygiène qui cherchent à détruire les microbes causes de nos maladies.

III. — Le rôle de l'hygiène.

6. — Quel est le rôle de l'hygiène?
C'est une science qui cherche à nous *éviter* la

maladie en la prévenant, car « *mieux vaut prévenir que guérir* », dit un ancien proverbe.

L'hygiène nous enseigne la meilleure façon de nous conduire, pendant notre vie et en diverses circonstances, pour que la maladie ne nous atteigne pas.

7. — Est-ce à dire que si vous faites ce qu'elle vous enseigne, vous ne serez jamais malades ? Non, certes. L'hygiène n'est pas une science qui est arrivée à son dernier terme de progrès.

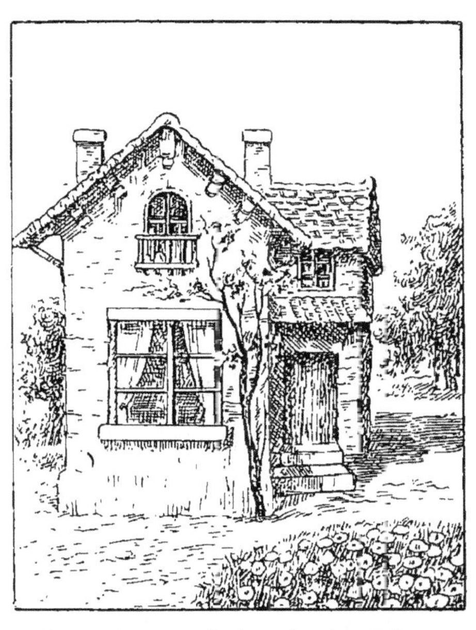

Une maison construite selon les règles de l'hygiène.

Malgré nos connaissances actuelles, bien des choses nous échappent encore pour connaître l'origine des maladies qui nous frappent.

Mais vous serez avertis, et, dès maintenant, vous pourrez en éviter quelques-unes. En suivant les règles de l'hygiène, il est vraisemblable, d'ailleurs, que les autres maladies seront pour vous moins redoutables.

8. — On sait, par exemple, que le soleil, la lumière tuent les microbes ou tout au moins diminuent leur danger. L'hygiène vous dit immédiatement : ***Laissez pénétrer dans vos demeures l'air et le soleil.***

On sait que certains gaz, le formol, détruisent d'autres microbes qui provoquent la diphtérie, la tuberculose. L'hygiène en tire immédiatement les conséquences pour votre santé en vous disant : ***Faites désinfecter*** par ces gaz les locaux où ont été des malades, pour que les microbes soient tués et que vous ne courriez pas le risque d'être contaminés par eux. Certains produits les détruisent : servez-vous-en pour désinfecter.

9. — L'hygiène vous apprend encore comment et pourquoi vous devez vous habiller de telle ou telle façon; comment et dans quelles conditions vous devez construire votre maison; comment, lorsqu'elle est construite, vous devez la conserver propre; quels doivent être vos rapports avec vos voisins, etc.

IV. — **Les buts de l'hygiène**.

10. — Ainsi *l'hygiène cherche à préserver votre santé* en vous indiquant quelles sont les règles que vous devez suivre pour vous bien porter, pour vous mettre à l'abri des maladies, ou pour les atténuer si vous en êtes atteints. *Elle s'occupe donc en premier lieu **de vous**.*

11. — Mais il ne suffit pas que vous preniez personnellement toutes les précautions pour vous protéger si vos voisins, vos amis, de leur côté, ne se soumettent pas aux mêmes précautions. Car, s'ils sont malades et qu'aucun soin ne soit pris par eux, ils risquent de vous rendre malades comme eux.

Vous avez déjà vu de vos petits camarades atteints de rougeole, de diphtérie, ne plus

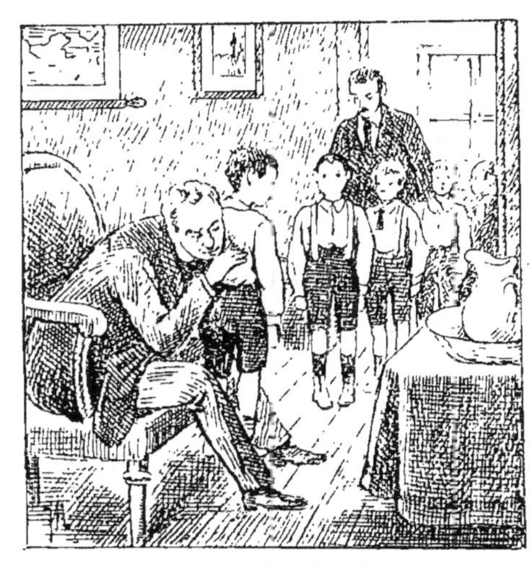

La visite du médecin à l'école.

venir en classe, et, après leur guérison, rester encore quelque temps sans y revenir. C'est que, là encore, l'hygiène est intervenue pour vous protéger.

La science a, en effet, reconnu que, pendant un temps variable avec chaque maladie, *le* **contact** des malades était à craindre, et elle leur a imposé un temps déterminé avant qu'ils puissent revenir vers vous sans danger.

L'hygiène a donc encore pour but de nous préserver **de nos voisins malades**.

12. — Si nous vivions séparés les uns des autres,

l'hygiène aurait moins d'intérêt, car si l'un de nous était malade, et qu'il ne pût, ne sût ou ne voulût se soigner, cela n'intéresserait que lui. Mais nous vivons plus ou moins rassemblés, peu nombreux à la campagne, très réunis dans les villes. Il a donc fallu qu'on indique les moyens de préservation nécessités par ce contact constant. Lorsque l'hygiène nous défendra quelque chose, ce sera sans doute pour notre bien, mais aussi pour celui des personnes avec qui nous vivons.

L'hygiène s'attache, en troisième lieu, à protéger la collectivité.

13. — Prenons un exemple. Il est défendu, dans les villes, de secouer sur les passants les tapis, les chiffons que vous avez dans votre maison. Pourquoi? C'est d'abord pour éviter les accidents, mais c'est pour une autre raison surtout, celle-là tout hygiénique. Ces tapis, ces chiffons ont pu être souillés par des malades; des microbes y sont peut-être contenus. Ce sont les microbes qui donnent les maladies. Si vous en recevez sur la figure, sur vos vêtements, ils se peut que vous contractiez des maladies. Et le même accident peut arriver à d'autres qu'à vous. La mesure qui interdit de secouer les tapis par les fenêtres est donc destinée à protéger les habitants de la ville, c'est-à-dire la collectivité.

14. — Vous me direz : Mais n'a-t-on pas

la liberté de faire ce que l'on veut ? — Non.

N'oubliez pas que la vraie liberté n'est pas le droit de *faire* **tout** ce que l'on veut et comme on veut. ***La liberté n'est permise qu'autant qu'elle ne nuit pas aux autres.***

Or la science a démontré que, dans le cas que nous venons de citer, par exemple, vous nuisez aux autres, et c'est au nom de la science, au nom de l'hygiène que l'on vous fait la défense de secouer ainsi vos tapis.

Tout ce que vous défend l'hygiène, tout ce qu'elle vous commande est prescrit au nom de la science, dans votre intérêt et dans l'intérêt de tous.

V. — **L'hygiène en France**.

15. — Sommes-nous très avancés en France sur les questions d'hygiène?

Vous êtes très fiers d'être Français. Chacun doit être fier de sa patrie sans mésestimer celle des autres. Il faut néanmoins que je vous dise qu'au point de vue de l'hygiène nous sommes très en retard sur d'autres peuples. Nous devrions cependant être la nation la plus avancée sous ce rapport, car, ainsi que nous vous l'avons dit au début de cette leçon, c'est à un savant français, Pasteur, que l'hygiène doit d'être aujourd'hui une science.

16. — On meurt moins qu'en France dans certains pays cependant moins favorisés par le climat. On meurt moins en Angleterre, en Amérique, au Danemark, en Norvège, en Suède, en Allemagne. Pourquoi ? Parce que ces pays, depuis plus longtemps que nous, ont organisé une lutte sévère contre la maladie ; parce qu'ils possèdent depuis plus longtemps des lois hygiéniques ; *surtout parce que ces lois hygiéniques sont mieux observées*.

17. — En France, ce n'est que depuis 1902 (Loi du 15 février 1902) qu'on a fait un effort dans le sens de l'hygiène. C'est à partir de cette date seulement que des règlements sanitaires ont été édictés. Mais, avouons-le, presque tous ces règlements restent inappliqués ou *incompris*. Bien mieux, dans ce pays de Pasteur, on a quelquefois ri des règles hygiéniques établies. *Combien de morts nous a coûtés cette inconscience !*

18. — Vous autres, mes enfants, saurez mieux comprendre votre devoir à ce sujet. Vous serez *plus instruits* sur l'hygiène que ceux qui vous ont précédés. Vous saurez ce qu'est cette science, ce qu'elle vous prescrit. Vous en appliquerez les règles dès maintenant, et aussi plus tard, nous en sommes sûrs, car vous penserez qu'il y va de l'intérêt de la santé de votre famille et de tous ceux qui vous sont chers.

QUESTIONS [1]

(Certificat d'études primaires.)

1. Qu'est-ce que l'hygiène ? — Montrez que l'hygiène est une science très utile. — Y a-t-il longtemps que ses règles sont bien connues ? — Quel est le grand savant français qui a le plus contribué aux progrès de l'hygiène ? — Par quelle découverte ?

2. Qu'est-ce qu'un microbe ? — D'où vient ce nom ? — Quel est le rôle des microbes dans les maladies ? — Où se logent-ils ? — Comment les combattre ? — Quelle est l'action du soleil sur les microbes ? — Celle du formol ? — Tirez-en une conclusion.

3. Pourquoi éloigne-t-on de l'école les enfants malades ? — Pourquoi ne permet-on aux convalescents de ne rentrer qu'après un temps déterminé ?

4. Pourquoi interdit-on, dans les villes, de secouer les tapis et les chiffons par les fenêtres ? — Cette prescription est-elle une atteinte à la liberté ?

5. L'hygiène est-elle pratiquée en France autant qu'il le faudrait ? — Que pensez-vous des personnes qui rient de ses prescriptions ? — En ce qui vous concerne, quelles résolutions devez-vous prendre ?

1. Ces questions, méthodiquement groupées, pourront, au choix des maîtres et autant qu'ils le jugeront utile, servir de textes à des devoirs écrits.

L'hygiène de la toilette.

I. — Le nettoyage.

1. — Vous vous éveillez, après une nuit bien remplie par un sommeil réparateur. Que devez-vous faire au point de vue de l'hygiène ? Comment devez-vous vous habiller et vous préparer à passer dans les meilleures conditions la journée qui s'annonce ?

2. — Après quelques instants destinés à vous réveiller complètement et à atténuer la chaleur quelquefois un peu grande de votre lit, *levez-vous rapidement* et quittez votre chemise de nuit pour prendre celle que vous devez porter.

3. — Faites cela *vite,* sans crainte d'un refroidissement qui ne se produira pas si vous n'êtes pas en sueur et si vous donnez à votre corps le mouvement nécessaire à une réaction.

4. — Il s'agit maintenant de vous nettoyer pour être propres. Il ne faut pas croire que la propreté doitêtrel'apanage des gens fortunés. ***Elle est tout à fait différente du luxe.*** Tous, riches ou pauvres,

nous avons be-
soin, pour dé-
fendre notre san-
té,d'êtrepropres.

5. — C'est par
le nettoyage de
votre figure et de
vos mains que
vous commence-
rez votre toilette.

Débarbouillez-
vous à l'eau
froide ou légère-
ment tiède. Sans

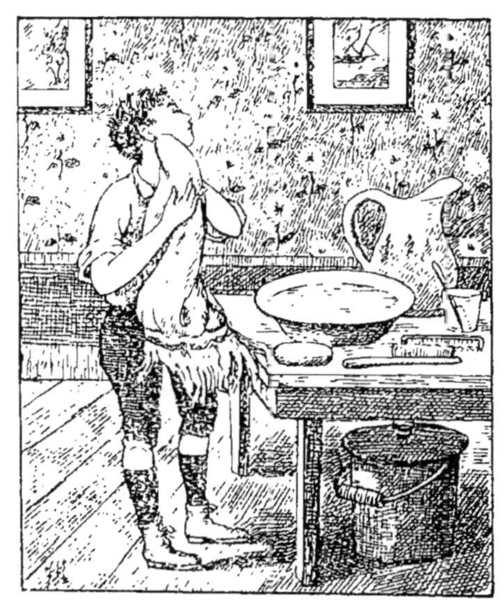

Les soins de toilette au lever le matin.

doute l'eau chaude décrasse mieux, mais elle a ses inconvénients. L'eau froide a un premier avantage : c'est qu'elle provoque un sentiment de bien-être, de réveil plus dégagé. Elle permet en outre à la peau une activité plus grande.

Donc un bon lavage de la figure et des mains avec savonnage.

Séchez-vous ***soigneusement*** avec une serviette, surtout en hiver, pour éviter les gerçures, et vous voilà déjà à moitié prêt.

6. — Vous avez complètement lavé les parties de votre corps les plus exposées à se salir. Est-ce

à dire que tout votre corps ne doit pas être nettoyé ? Si.

Il existe des peuples qui prennent des bains et des bains chauds tous les jours, les Japonais, par exemple. On souhaiterait que nos habitudes soient aussi hygiéniques. Il n'en est pas ainsi, malheureusement.

N'oubliez pas, cependant, qu'il est utile pour la santé de se laver tout le corps. Si vous disposez de bains, de bains-douches, comme il en existe surtout dans les villes, servez-vous-en. Si vous êtes à la campagne, un grand bassin l'hiver, les rivières l'été, vous permettront d'entretenir votre corps en bon état.

7. — Votre peau est en effet couverte de petites glandes dont vous apercevez les ouvertures qui forment des petits trous à la surface.

Ces petites glandes, qui produisent la sueur et d'autres liquides dont le corps se débarrasse avec grand profit, ont besoin de pouvoir toujours laisser sortir leur contenu. Supposez les petits trous que vous voyez à la surface bouchés par la saleté, les poisons du corps ne peuvent plus sortir et ils contribuent à altérer votre santé.

Vous vous laverez donc tous les jours, matin et soir, — je vous dirai pourquoi le soir, — la figure, les mains plus souvent encore, et fréquemment tout le corps.

8. — Vos cheveux, que vous devez de préférence porter courts, seront peignés et brossés et de temps en temps lavés soigneusement.

Vous donnerez vos soins également à vos oreilles, à votre nez, à votre bouche. *Tout doit être propre.*

9. — Soignez particulièrement vos dents. Vous n'êtes pas sans avoir déjà souffert des dents. En les tenant propres, on évite le plus souvent des douleurs intolérables qui conduisent à les faire arracher. *Or les dents sont* **indispensables**. Il faut bien mâcher ses aliments pour éviter les maladies d'estomac, et cela n'est possible que si les dents sont en bon état. Ayez donc soin de vos dents. Une brosse, du savon blanc ordinaire, un rinçage à l'eau chaude après le nettoyage : il n'en faut pas plus pour vous conserver une mâchoire solide.

10. — Pour vos oreilles, une tige d'allumette, au bout de laquelle vous mettrez un peu de coton bien propre, sera suffisante pour faire un nettoyage convenable, en allant doucement.

Si un écoulement d'oreille persiste, demandez qu'on vous fasse voir à un médecin. Vous éviterez ainsi de devenir sourd, ce qui est une grande infirmité.

Lavez fréquemment vos mains, plusieurs fois par jour, surtout *avant* vos repas.

N'oubliez pas vos pieds.

II. — Le vêtement.

11. — Vous voici nettoyés et propres. Comment vous habiller ?

Vos vêtements, que vous aurez rangés soigneusement la veille avant de vous coucher, seront d'abord brossés. Vous vous mettrez pour cela **à l'extérieur** de la maison, auprès d'une fenêtre, afin que la poussière soulevée, poussière où se trouvent des microbes, donc des germes de maladie, puisse immédiatement partir.

*Vous ne brosserez **jamais** vos vêtements dans la cuisine **près des aliments**,* surtout près de ceux que vous mangerez **crus** : fromage, pain, fruits, légumes, etc.

Pour vos souliers, vous prendrez la précaution de ne *jamais les essuyer avec votre mouchoir,* comme le font bien des gens pour les nettoyer ou pour en chasser la poussière.

12. — Le vêtement diffère un peu suivant les saisons.

En été, il faut porter des habits plus légers. En hiver, pour que le corps ne se refroidisse pas, il est nécessaire de mettre plusieurs vêtements les uns sur les autres.

Ne croyez pas cependant qu'il soit nécessaire que ces vêtements soient lourds. *Mieux vaut mettre plusieurs vêtements légers qu'un vêtement trop épais.* Voici pourquoi :

Un vêtement est d'autant plus chaud que sa structure lui permet de retenir une couche d'air plus épaisse à l'intérieur, entre ses mailles. Les vêtements de laine ou de fourrure tiennent chaud parce qu'ils emprisonnent dans leurs mailles ou entre leurs poils de l'air, mauvais conducteur de la chaleur.

C'est pourquoi en mettant, par exemple, deux ou trois vêtements légers, l'air contenu entre chaque vêtement empêche la chaleur du corps de s'en aller au dehors.

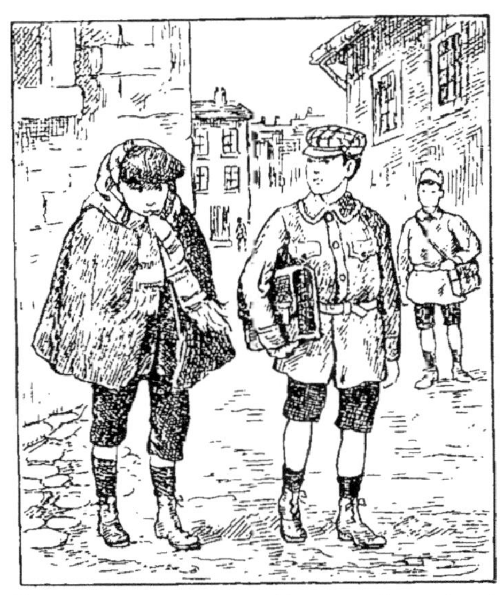

Mieux vaut un vêtement léger, quoique chaud, qu'un vêtement trop épais.

13. — Ne mettez jamais un vêtement ayant appartenu à d'autres personnes sans le *faire désinfecter.*

Évitez aussi les étoffes trop légères qui peuvent s'enflammer facilement au contact d'un poêle par exemple.

14. — Votre coiffure, chapeau, béret, casquette, doit vous protéger du soleil et de la pluie.

Les *bas ne doivent pas vous serrer*, car si votre jambe est comprimée, le sang qui circule mal s'arrête, fait gonfler les veines, et voici l'origine de ces maladies dont vous avez peut-être entendu parler : les varices et les ulcères variqueux.

Votre chaussure, sabots ou souliers, doit être large. Votre pied à l'aise ne doit pas être comprimé, ce qui le déforme et occasionne des cors, petites infirmités très douloureuses. Si vous portez des *caoutchoucs*, d'un usage maintenant si fréquent, ne les gardez pas constamment aux pieds. Ils ne permettent pas à la chaussure de prendre l'air et provoquent à la fin de l'humidité.

15. — Faut-il parler des *foulards*, des tours de cou ? Il vaudrait mieux que vous ne preniez pas l'habitude d'en porter, car l'habitude ainsi prise expose, si par hasard on oublie un jour de s'en servir, aux angines et aux refroidissements, bien plus que si on s'est endurci petit à petit aux intempéries.

16. — Vous voici prêts, bien lavés, peignés, brossés, bien chaussés aussi et couverts de vêtements selon les saisons. Après un dernier coup d'œil sur vous-mêmes pour voir si rien ne cloche, vous adressez un affectueux « au revoir » à vos parents, et vous voilà partis pour l'école.

Nous vous indiquerons dans une prochaine leçon ce que doit y être votre tenue.

QUESTIONS
(Certificat d'études primaires.)

1. Comment convient-il de se laver ? — De quelle eau se servir de préférence ?

2. Les bains sont-ils utiles et pourquoi ? A défaut d'installation spéciale, comment peut-on se nettoyer le corps ?

3. A quoi servent les petites glandes qui se trouvent à la surface de la peau ? Quelle précaution faut-il prendre pour leur permettre de fonctionner ? — Qu'arriverait-il si les ouvertures de ces petites glandes se bouchaient ?

4. Quels soins faut-il donner aux cheveux, aux oreilles, au nez, à la bouche, aux dents ?

5. Quelles précautions faut-il prendre lorsqu'on brosse ses vêtements, lorsqu'on nettoie ses souliers ?

6. Quelles sortes de vêtements met-on en saison d'été, en saison d'hiver ? Expliquez pourquoi plusieurs vêtements légers sont préférables à un vêtement épais.

7. Quelle précaution faut-il prendre lorsqu'on met les vêtements d'une autre personne ? — Pourquoi faut-il éviter les étoffes trop légères ?

8. A quoi sert la coiffure ? — A quoi s'expose-t-on si l'on met des bas trop serrés ? Des chaussures trop étroites ? Que faut-il faire si l'on met des caoutchoucs ? — Faut-il porter des foulards ?

L'hygiène de l'école et des écoliers.

1. — **L'école**.

1. — On voudrait que l'école donnât au petit écolier l'idée de ce que doit être une maison propre et hygiénique. Il n'en est malheureusement pas toujours ainsi.

Beaucoup d'écoles ont été installées, il y a

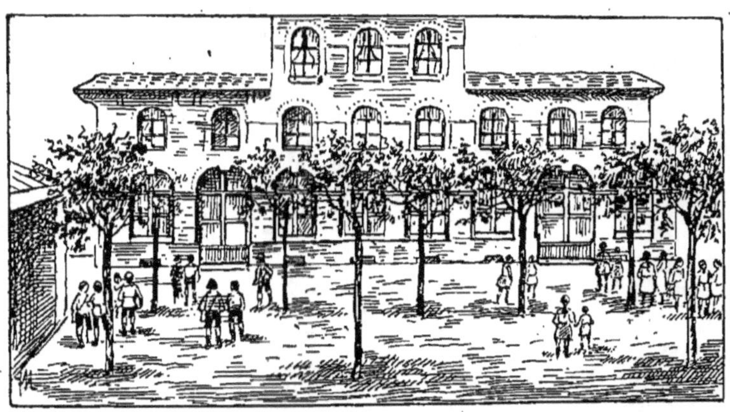

Une école installée selon les règles de l'hygiène.

longtemps, à une époque où les lois de l'hygiène n'étaient guère connues, et celles construites récemment l'ont été souvent plus avec le souci de l'économie que de l'hygiène.

C'est pourquoi l'on voit encore trop d'écoles où les élèves sont serrés les uns contre les autres, avec une clarté insuffisante et un matériel défectueux.

2. — Il faut espérer que petit à petit ces conditions s'amélioreront et qu'on pourra citer les écoles comme des *modèles d'installation hygiénique*.

On verra alors de belles écoles avec de vastes cours plantées d'arbres, un préau couvert pour les jours de pluie, de grandes salles claires où l'air et la lumière pénétreront en abondance, un mobilier où chaque élève aura son banc et sa table.

3. — Dans ces derniers temps, on a commencé à installer en France des *écoles de plein air* comme il en existait déjà à l'étranger, en Allemagne en particulier.

Ces écoles sont surtout destinées aux enfants chétifs, qui ont besoin de soins particuliers d'hygiène. On les installe à la campagne, dans des endroits bien aérés, bien ensoleillés, et à proximité des grands arbres.

Les enfants vivent constamment au grand air. Ils y reçoivent leurs leçons, ils y prennent leurs récréations. Aussi les voit-on rapidement se fortifier et grandir, sans compter qu'ils apprennent aux champs toutes sortes de choses fort utiles.

Il est bien souhaitable que ces écoles de plein air se multiplient.

4. — En attendant, il faut s'accommoder de ce qu'on a. Souvenez-vous seulement qu'il sera de votre devoir, plus tard, lorsque vous aurez grandi et que vous aurez à votre tour à vous occuper du sort des écoliers, de leur procurer tout le bien-être hygiénique possible.

II. — **La propreté et la tenue des élèves.**

5. — *La nécessité de l'hygiène s'impose à l'école plus encore que dans la famille.*

Cela se conçoit. Pendant trois heures le matin et trois ou quatre le soir, les enfants sont rassemblés nombreux dans un local souvent exigu, où le bon air n'est pas toujours abondant. Dans ces conditions, l'hygiène prescrit de nombreuses précautions.

6. — *Votre premier devoir est d'arriver à l'école toujours bien propres et de vous efforcer d'y rester.*

Si l'un de vous est sale, les autres élèves sont exposés, soit en jouant avec lui, soit simplement en étant à son côté, de se salir, eux aussi.

Vos maîtres prennent soin, avant chaque classe du matin et du soir, de passer des visites de propreté. Ils sont même parfois obligés de renvoyer vos petits camarades dont la figure, les mains, les cheveux, les vêtements sont malpropres. *Ils agissent ainsi dans votre intérêt à tous* et pour se conformer aux prescriptions de l'hygiène et du règlement scolaire.

7. — *Surtout surveillez votre tenue en classe.*
Je ne parle pas ici du silence que vous devez observer, de l'ordre qui doit régner parmi vous : ceci est l'affaire de votre maître. Il est bien évident que la discipline s'impose dans une classe, car si chacun en faisait à sa tête, il n'y aurait plus moyen de s'entendre. Non, je veux parler de ce que doit être votre tenue au point de vue de l'hygiène.

8. — *Prenez la précaution de vous tenir toujours bien droit sur votre banc.* Vous vous épargnerez ainsi certaines déformations du corps qui non seulement sont laides et exposent au ridicule, mais qui nuisent à la santé.

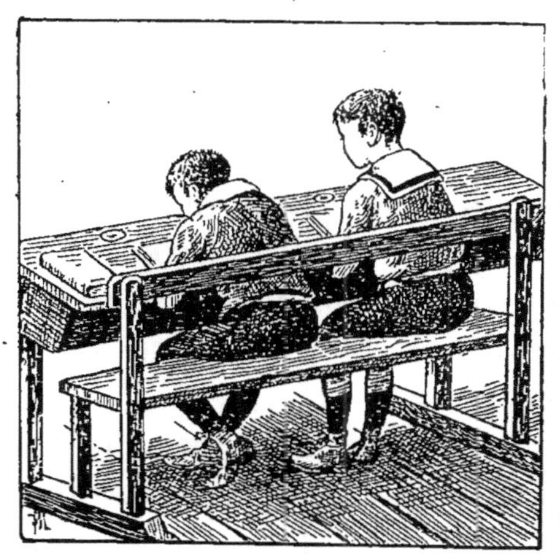

Un élève qui se tient bien, à droite.
Un élève qui se tient mal, à gauche.

Le plus souvent les gens que vous voyez un

peu bossus, myopes, boiteux, le sont devenus à la suite de mauvaises attitudes contractées en classe.

Les arbres qui ont poussé de travers alors qu'ils n'étaient que des arbrisseaux ne peuvent plus se redresser. Il en est de même pour vous. Pendant que vous êtes jeunes, votre corps est très souple et se plie facilement à toutes les attitudes que vous lui donnez. Si vous vous tenez trop sur un côté, si vous vous courbez trop, il prend une position qu'il gardera ensuite, sans que vous puissiez le redresser.

9. — *Évitez, en lisant ou en écrivant, de vous pencher sur le livre ou le cahier, et de regarder de trop près.* Si vous vous penchez trop sur vos livres et votre cahier, votre dos s'arrondira, votre poitrine se rétrécira et vous respirerez moins bien. Or il faut respirer largement pour se bien porter. L'habitude, d'autre part, de regarder de trop près, fatigue la vue, et on finit par y voir moins.

Si vous pensez que votre vue s'affaiblit, si vous vous sentez obligés, pour lire et écrire, de trop vous rapprocher de votre livre ou de votre cahier, il faut le dire à votre maître et à vos parents. Vous verrez un médecin qui vous donnera des lunettes. Celles-ci vous permettront de lire et d'écrire à la distance normale, sans vous pencher, ce qui vous empêchera de prendre une mauvaise attitude.

III. -- **Les livres et les objets scolaires.**

10. — A propos des livres, retenez un conseil
très sérieux.

Comme on ne peut pas toujours vous remettre
des livres neufs, ce qui serait bien désirable, on
vous en donne qui
ont déjà servi à
d'autres élèves.

*Surtout évitez,
avec ces livres et
avec tous, d'ail-
leurs, de mouil-
ler vos doigts
pour en tourner
les feuillets.*

A cette recom-
mandation plu-
sieurs raisons.
D'abord vous évi-

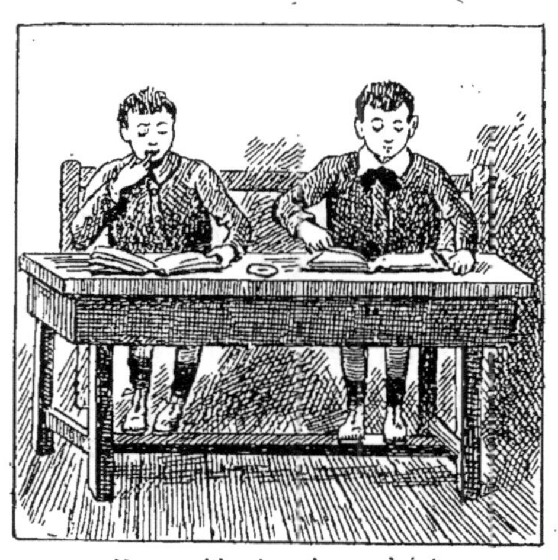

Ne mouillez jamais vos doigts
pour tourner un feuillet.

tez de salir votre livre et d'en faire un objet de
dégoût, avec ses coins maculés et déchirés. En
second lieu, vous ne risquez pas de contracter
des maladies. Si un de vos petits camarades a été
malade alors qu'il avait ce livre avant vous, vous
vous exposez, en portant votre doigt mouillé à
votre bouche, à vous apporter ainsi les germes
du mal qu'il a pu déposer avec sa salive.

**Ne mouillez jamais vos doigts pour tourner
les pages. C'est sale et dangereux.**

Apprenez à les tourner correctement, c'est aussi facile et c'est propre.

11. — *Toujours pour les mêmes raisons, ne portez à la bouche aucun objet, surtout s'il a été manipulé par un petit camarade ou s'il lui a appartenu.* Ne mâchez pas votre gomme, ni le bout de votre porte-plume ou votre crayon : ce sont là des habitudes malpropres, outre qu'elles sont dangereuses. Ne portez pas non plus vos doigts à votre bouche s'ils sont mouillés d'encre. L'encre est souvent composée de substances dangereuses qui pourraient vous rendre malades.

Comme vous le voyez, tout ce qu'on vous recommande revient toujours à vous dire : *surveillez votre tenue et soyez propres.*

IV. — **Les récréations.**

12. — La classe est terminée, vous voici en récréation. Amusez-vous franchement. Quand on a bien travaillé, il faut se reposer, et pour vous les jeux font partie du repos.

13. — Cependant, là encore, *il faut savoir s'amuser.* En général, les jeux que l'on pratique à l'école sont bons. Il y en a cependant qu'il faut éviter. Par exemple, ces jeux] stupides qui consistent à soulever de la poussière, à se jeter de l'eau et de la salive à la figure. Vos maîtres vous les interdisent, et avec raison.

14. — Il arrivera que, dans vos jeux, vous aurez chaud et soif. Si dans la cour se trouve une fontaine, vous irez vous désaltérer.

Mais ne buvez jamais de l'eau froide quand vous aurez encore très chaud. Des maladies graves, mortelles parfois, pourraient en résulter pour vous. Attendez quelques instants et, lorsque vous aurez moins chaud, vous pourrez boire quelques gorgées.

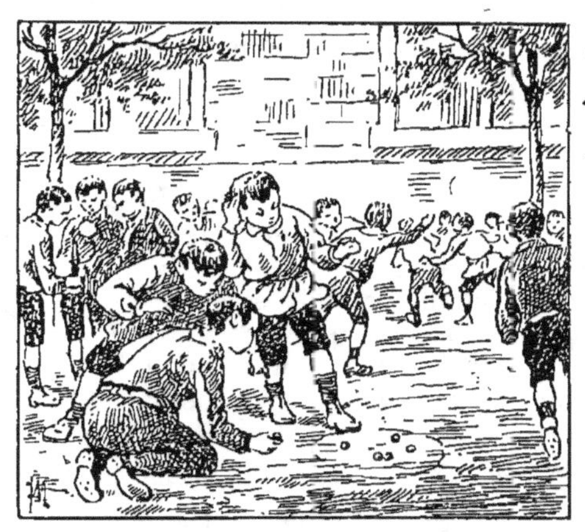

Les jeux pendant la récréation.

15. — *Ne buvez pas au même gobelet* que vos camarades sans avoir pris soin de le laver soigneusement avant de vous en servir.

Votre petit camarade peut avoir des boutons, des écorchures aux lèvres, des bobos qui suppurent. Si vous ne lavez pas avec soin le gobelet avec lequel il vient de boire, vous courez le risque de voir se développer sur vos lèvres les mêmes maladies et parfois d'en contracter de très graves.

16. — Voici la récréation terminée. Vous avez délassé votre esprit en jouant, vous allez rentrer en classe. Auparavant, si cela vous est possible, et cela devrait l'être dans toutes les écoles, *lavez-vous les mains.*

Avec des mains propres, il vous sera plus facile de ne pas salir vos livres et vos cahiers, et vous vous en sentirez plus à l'aise.

QUESTIONS
(Certificat d'études primaires.)

1. Comment doit être installée une école pour satisfaire aux règles de l'hygiène? — Que peut-on reprocher à ce point de vue à beaucoup d'écoles actuelles?

2. Pourquoi l'hygiène est-elle particulièrement nécessaire à l'école? Montrez la nécessité pour les élèves d'y arriver et de s'y maintenir propres?

3. Que prescrit l'hygiène aux petits écoliers au point de vue de l'attitude du corps dans les bancs? — De la façon de lire et d'écrire quant à la distance du livre et du cahier? — Que doit faire l'écolier qui se sent une vue faible?

4. N'y a-t-il pas certaines précautions à prendre dans la façon de retourner les feuillets d'un livre? Pourquoi? — Quels objets doit-on éviter de mâcher ou de porter à la bouche? Pourquoi?

5. A quoi servent les récréations? — Comment faut-il les passer? Quels jeux faut-il éviter.

6. Quelles précautions faut-il prendre pour se rafraîchir en buvant lorsqu'on a très chaud? — Lorsqu'on use pour boire d'un gobelet qui a servi à d'autres camarades?

QUATRIÈME LEÇON

Les maladies contagieuses.

I. — Les maladies contagieuses.

1. — Dans la précédente leçon, je vous ai plusieurs fois répété qu'il fallait éviter *le contact* avec les enfants sales ou malades, parce que certaines maladies sont contagieuses, c'est-à-dire qu'on risque de les contracter par le contact avec ceux qui en sont atteints. Il faut que je vous explique de quelle façon.

2. — Les maladies sont dues, ainsi que l'a démontré Pasteur, tout au moins pour un certain nombre d'entre elles, *à des microbes*. Ces microbes, contenus dans les poussières, attachés à vos vêtements, à vos cheveux, sont très répandus. Ils existent en grande quantité dans l'air et dans l'eau.

Certains attaquent les poumons et je vous montrerai que l'un de ceux-ci, le microbe de la tuberculose, est des plus dangereux, et malheureusement des plus répandus.

D'autres existent dans l'eau souillée, tel le microbe de la fièvre typhoïde.

D'autres sur les parties malades : le microbe de la diphtérie, par exemple, se trouve dans la gorge des enfants atteints de cette maladie.

Ces microbes, en venant sur nous, et cela se produit surtout si nous sommes en contact avec des malades, peuvent, dans certaines conditions, nous *contaminer* et nous rendre malades.

3. — Les règles de l'hygiène bien suivies devraient nous permettre de nous défendre complètement contre ces maladies. Y est-on arrivé ? Pour certaines, oui.

On ne voit plus et on ne verra plus une maladie que l'on appelait anciennement la pourriture-d'hôpital, et qui faisait mourir un très grand nombre de blessés. Elle a complètement disparu, grâce aux règles de l'hygiène.

On ne voit plus, et nous pensons qu'on ne verra plus **d'épidémie** de variole. C'était autrefois une maladie terrible, dont vos grands-parents ont certainement encore gardé la terreur et qui tuait par **an des milliers de personnes**. Si elle ne vous faisait pas mourir, elle vous laissait défiguré.

Pourquoi ne voyons-nous plus ou presque plus de variole, bien que cette maladie soit excessivement contagieuse ? C'est grâce aux mesures d'hygiène qui ont été prises, et, en particulier, à ce qu'on vous a vaccinés dans votre jeunesse. C'est pour vous en préserver plus sûrement qu'on vous revaccinera à onze ans et à vingt et un ans.

II. — **Histoire de la lutte contre la variole.**
La vaccination.

4. — L'histoire de la lutte contre la variole est intéressante. Je vais vous en parler ; *elle vous montrera comment la science tire parti des découvertes pour protéger votre santé.*

Un savant anglais avait remarqué depuis longtemps que certaines personnes qui soignaient le bétail en Angleterre étaient rarement atteintes par cette maladie (variole).

Ce savant, *Jenner*, avait en outre observé que

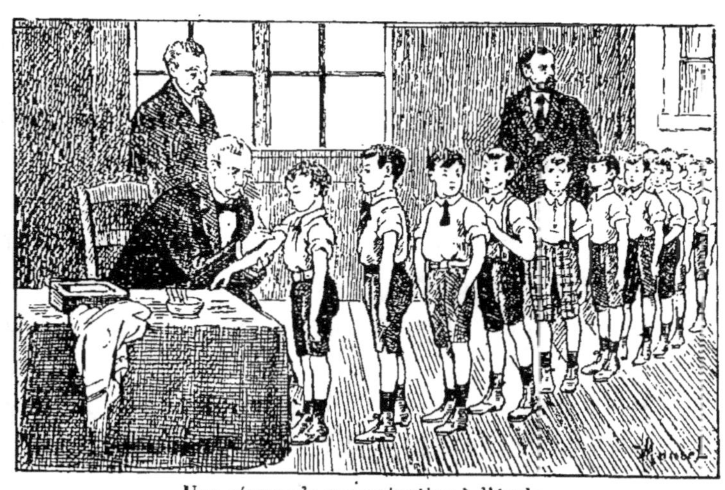

Une séance de revaccination à l'école.

les gens préservés présentaient, sur les mains principalement, des boutons comme en provoque la variole.

Il pensa que ces boutons étaient une sorte de

variole que les bouviers contractaient ainsi près des bestiaux, et que la variole ne pouvait plus se développer chez eux, parce qu'ils l'avaient déjà eue.

On avait remarqué, en effet, pour la variole et certaines maladies, qu'une première atteinte vous préservait en général d'une seconde.

Il toucha donc des personnes non malades avec les pustules des personnes malades. Les boutons se reproduisirent et l'expérience montra que les personnes ainsi contaminées, mais légèrement et intentionnellement, ne contractaient plus la variole.

Le principe de vaccination était trouvé, et c'est pourquoi on vous vaccine aujourd'hui pour vous éviter la variole. On vous donne une petite maladie pour vous en éviter une très grande. On vous vaccine contre la maladie.

5. — Cette contagion faite intentionnellement dans un but déterminé et dans des conditions qui ne sont pas dangereuses prouve, en outre, deux choses :

1° Qu'il suffit, ainsi que je vous l'ai dit, d'un contact pour contracter certaines maladies ;

2° Que les maladies des animaux peuvent se communiquer à l'homme.

Voilà ce qui vous explique certaines précautions des vétérinaires et certaines défenses qu'ils prescrivent avant de vous faire manger la viande des animaux.

III. — La fièvre typhoïde
et les autres maladies contagieuses.

6. — La fièvre typhoïde se contracte le plus souvent en buvant de l'eau infectée par le microbe de cette maladie. L'hygiène vous prescrit donc de ne jamais boire de l'eau contaminée.

Si une eau vous paraît douteuse, faites-la bouillir : *la chaleur tue les microbes*.

L'hygiène ordonne de filtrer l'eau des rivières pour que les gens des villes puissent la boire sans danger. En filtrant l'eau, les microbes ne passent pas.

A la campagne faites attention à l'eau des sources. Elle est souvent malsaine, parce que les puits sont

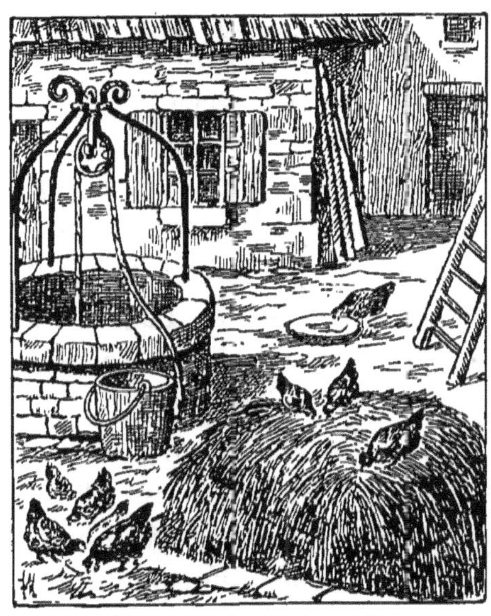

N'installez jamais les puits près des étables et des fosses à purin.

mal construits, trop près des étables. Le purin, en s'écoulant sur le sol et en s'infiltrant dans la terre, atteint l'eau et la rend mauvaise.

La fièvre typhoïde reste une maladie encore trop commune. *Elle disparaîtra au fur et à mesure que les précautions édictées par l'hygiène seront mieux observées.*

7. — On peut en dire autant de toutes les autres maladies contagieuses et épidémiques. Leur disparition, ou tout au moins leur atténuation, est subordonnée aux précautions d'hygiène que l'on prendra, précautions, il faut le dire, qui demandent encore à être plus grandes et mieux appliquées.

Le *choléra*, la *peste* font actuellement en France très peu de victimes (quelques personnes), alors qu'autrefois de terribles épidémies sévissaient fréquemment.

Seuls en sont encore frappés en masse les habitants des pays qui n'ont aucune notion d'hygiène.

Nous ne parlerons point d'autres maladies épidémiques et contagieuses, comme la *fièvre jaune*, le *typhus*, le *scorbut*, car on ne les connaît plus guère en France.

Par contre, la *scarlatine*, la *rougeole* sont encore malheureusement trop répandues. *C'est qu'on en connaît encore mal l'origine.* Pour certaines, la *diphtérie*, par exemple, on sait que c'est un microbe et cette connaissance a permis de diminuer ses ravages dans de très grandes proportions.

8. — Quoi qu'il en soit, la lutte contre les maladies épidémiques et contagieuses, en dehors des soins que nous donne le médecin, se résume

en deux choses : l'*isolement* et la *désinfection*.
Il faut que je vous explique en quoi consistent ces deux mesures.

IV. — **L'isolement**.

9. — Puisque l'on sait que certaines maladies se propagent par la contagion, c'est-à-dire par suite des contacts nombreux que nous avons les uns avec les autres, la première idée qui devait venir à l'esprit, avant même que l'on sût comment s'opérait la contagion, était d'éviter ces contacts.

Aussi, depuis bien longtemps, on mettait les gens suspects de certaines maladies dans des endroits spéciaux. *On les isolait.*

10. — Au moyen âge, certaines maladies, la lèpre, la peste, le choléra, faisaient des victimes très nombreuses. La population d'une ville diminuait quelquefois d'un tiers, de moitié au moment d'une épidémie.

Devant des dangers aussi grands, on avait pris des moyens très énergiques. Tous les malades, les suspects de maladie étaient réunis dans des locaux avec défense d'en sortir sous peine de mort.

11. — Pour certaines maladies qui duraient longtemps, la lèpre, on avait construit des habitations spéciales, des villages entiers, les *léproseries*, où les malades devaient rester.

Si ces malades étaient obligés de se déplacer, ils

s'habillaient d'une étoffe spéciale, de couleur déterminée, pour que les personnes non atteintes de la maladie fussent averties de n'avoir aucun contact avec eux.

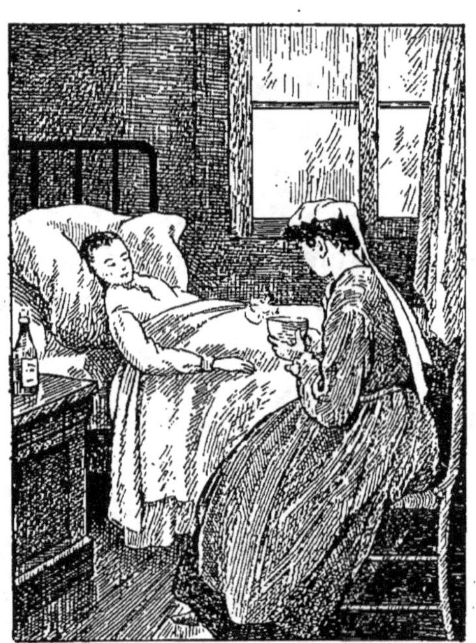

Une salle d'isolement pour malade.

12. — Plus récemment, pour les maladies durant peu de temps, les maladies aiguës, les épidémies proprement dites, le choléra, la peste, on opérait de même, mais avec un temps d'isolement bien moins long.

On isolait les malades dans des hôpitaux spéciaux. Quand ils étaient guéris, ils ne pouvaient revenir parmi la population qu'après un certain nombre de jours d'isolement, 40 jours environ, d'où le nom de *quarantaine*.

13. — Vous me demanderez pourquoi 40 jours ? C'est qu'on avait remarqué que les personnes atteintes de ces maladies, choléra, peste, fièvre jaune, étaient contagieuses pendant à peu près ce nombre de jours.

Ce chiffre, toutefois, avait été choisi un peu au hasard.

La science, en faisant connaître la nature des maladies, nous a renseignés plus complètement. *L'isolement varie maintenant avec chaque maladie.*

D'un autre côté, les nations se sont mises d'accord pour fixer des règles applicables aux personnes venant des pays étrangers où sévissent encore souvent les maladies, peste, choléra, fièvre jaune, dont nous sommes presque débarrassés en France.

14. — L'isolement est donc, comme vous le voyez, une mesure très ancienne. Aux personnes qui trop facilement critiquent les mesures prises actuellement, vous ferez remarquer qu'elles s'imposent dans l'intérêt de la santé en général et que ces règlements étaient bien autrement sévères autrefois. Vous-mêmes n'hésiterez pas à vous y soumettre, lorsqu'après une maladie le médecin vous prescrira quelques jours d'isolement.

V. — **La désinfection.**

15. — Le deuxième moyen de lutter contre les maladies contagieuses, c'est la *désinfection.*

L'idée de la désinfection est comme celle de l'isolement, très ancienne. On avait remarqué que les effets, le linge, les vêtements qui avaient appartenu à des personnes malades communiquaient la même maladie à ceux qui les portaient après eux. Comme on ne savait pas pourquoi, on employait un moyen énergique pour les rendre inoffensifs : on les brûlait. C'était le plus sûr procédé de désinfection.

16. — Mais là encore, comme pour l'isolement, la science a montré **pourquoi** les effets, les linges étaient dangereux. C'est qu'ils contiennent, qu'ils gardent les germes, les microbes de la maladie.

A la rigueur excessive ancienne, le brûlage, on a substitué des procédés qui permettent de détruire les microbes, les

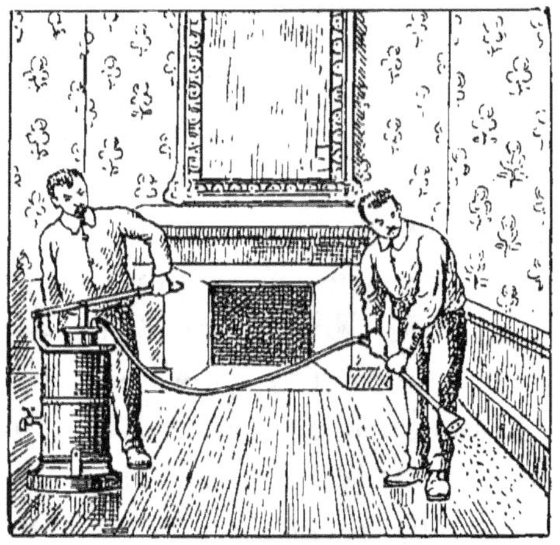

Un appareil à désinfection.

germes, sans détruire les effets, les vêtements, les matelas, les rideaux, les tentures, les tapis contaminés et qui représentent des sommes d'argent qu'il faut ménager.

On ne réserve plus la destruction par le feu qu'à des cas très réduits et à des objets de peu de valeur.

17. — Comment désinfecte-t-on aujourd'hui ?
On sait, maintenant que l'on connaît mieux l'ori-

gine des maladies, que les microbes, causes de ces maladies, sont détruits par certaines substances chimiques, liquides ou gaz, et aussi par la chaleur.

Ce sont ces moyens que l'on emploie aujourd'hui pour désinfecter. Nous ne vous les décrirons pas : l'essentiel est que vous sachiez que la *désinfection est possible et qu'elle est devenue économique et facile*.

En passant, toutefois, nous tenons à vous signaler le grand parti que les chirurgiens ont tiré de la chaleur pour la désinfection des instruments, des linges dont ils se servent et qui rend leurs opérations si sûres. C'est la *stérilisation*.

18. — Maintenant que vous savez pourquoi on désinfecte, nous sommes persuadés que non seulement vous ne résisterez pas lorsqu'on vous dira de désinfecter une chambre, des effets, mais que vous demanderez vous-mêmes cette désinfection.

Il doit exister, en vertu de la loi du 15 février 1902, un service de désinfection **partout**. Le service de votre département ou de votre commune est tenu de faire le nécessaire sur simple demande de votre médecin ou de vous-mêmes.

Usez-en : il y va de l'intérêt de votre vie et c'est votre meilleur guide.

19. — Vous savez maintenant ce que c'est qu'une maladie contagieuse et comment on s'en défend par l'isolement et la désinfection.

Il en existe une, très contagieuse, dont nous ne vous avons pas parlé. Elle est plus grave que les autres et fait chez nous de plus grands ravages. Nous lui avons réservé le chapitre qui suit, c'est la *tuberculose*.

QUESTIONS

(Certificat d'études primaires.)

1. Qu'est-ce qu'une maladie contagieuse? — Comment s'opère la contagion? — Comment s'en prémunir?

2. — Faites l'historique de la découverte de la vaccination. — Dites en quoi elle consiste

3. Comment se transmet la fièvre typhoïde? — Précautions à prendre pour s'en préserver?

4. Citez des maladies contagieuses qui ont disparu. — Citez-en qui se sont maintenues. — Pourquoi cette différence?

5. Dites en quoi consiste l'isolement et montrez-en l'utilité. — Comment était-il pratiqué autrefois et comment le pratique-t-on aujourd'hui?

6. Qu'est-ce que la désinfection? — Comment la pratiquait-on autrefois et comment la pratique-t on aujourd'hui? — Qu'est-ce que la stérilisation?

CINQUIÈME LEÇON

La Tuberculose.

1. — La Tuberculose.

1. — La tuberculose est la plus terrible des maladies contagieuses.

Toutes les six minutes, un Français meurt de la tuberculose.

C'est donc une maladie très répandue, en même temps que très meurtrière puisqu'elle tue 150000 Français par an.

2. — Quels sont les organes qu'elle frappe ? Le plus souvent ce sont les poumons, qui servent à la respiration. Vous comprenez tout de suite la gravité de la maladie. La tuberculose détruisant les poumons, le malade ne peut plus respirer et meurt.

Mais la tuberculose peut encore attaquer d'autres organes, tous les organes. Nous ne nous occuperons ici que de la tuberculose des poumons, la plus commune et la plus contagieuse.

3. — Comment cette maladie se développe-t-elle ?

4

Comme les autres maladies contagieuses, elle est causée par un microbe. On vous a déjà expliqué que c'était une petite chose vivante, très petite, qu'on ne peut voir qu'à l'aide d'instruments très grossissants, les *microscopes*.

Les microbes existent dans l'air, où ils flottent avec les poussières que vous avez pu voir quand un rayon de soleil entre dans une pièce sombre. Nous en aspirons donc constamment.

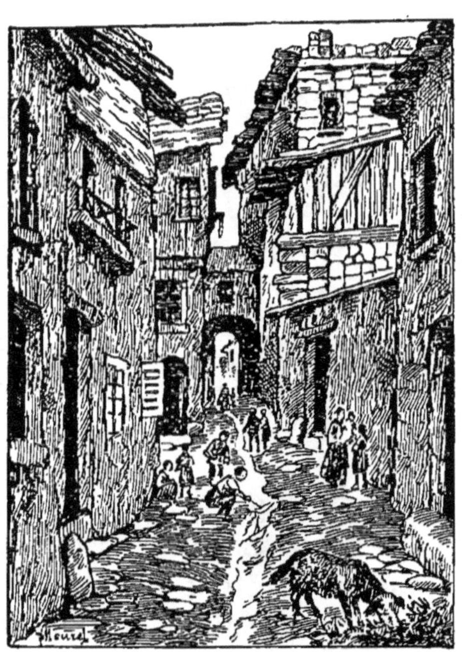
Une rue de ville étroite et malpropre.

4. — Mais les microbes n'ont pas la même action sur tous les individus. Vous allez me comprendre à l'aide d'un exemple : Tous vous avez vu, à la ville ou à la campagne, les jardiniers et les cultivateurs semer des graines quand vient la saison favorable. Ces graines, si elles tombent nombreuses et sur une terre préparée à les recevoir, germent, grandissent et deviennent du blé, de l'avoine ou d'autres plantes. Mais si la graine est

rare et si la terre ne s'y prête pas, rien ne pousse.

Il en est de même de la tuberculose. Si on respire beaucoup de microbes et si le terrain est propre à les recevoir, la maladie se développe, quelquefois très vite. Au contraire, si on respire peu de microbes et si les poumons sont résistants, la semence ne germe pas. Nous sommes donc plus ou moins exposés, suivant les circonstances et notre nature, à la tuberculose.

5. — C'est dans les villes, dans les grandes villes surtout, que les microbes de la tuberculose sont les plus nombreux. Cela tient à ce que, dans un petit espace vivent un grand nombre de personnes, dont une certaine partie est tuberculeuse. *La quantité de microbes est donc plus considérable dans l'air que les citadins respirent.* Aussi, est-ce dans les villes que la tuberculose est le plus fréquente.

II. Comment éviter la tuberculose.

6. — Il ne faut pas croire qu'il suffit de respirer de l'air où se trouvent des microbes de la tuberculose pour devenir tuberculeux. Ainsi que nous venons de l'expliquer, il faut pour cela un terrain propice. Or, le terrain est d'autant mieux préparé que le sujet est affaibli et incapable de se défendre.

Lorsque les microbes arrivent dans les poumons d'une personne robuste, ils n'y peuvent vivre et meurent; si vous êtes faible, maladif, épuisé, ils l'emportent sur vous et se développent rapidement.

Deux conditions sont donc indispensables pour devenir tuberculeux :

1° *Respirer et avaler des microbes en assez grande quantité;*

2° *Être affaibli ou fatigué, ce qui permet à ces microbes de se développer.*

7. — Quels sont les moyens d'éviter ces deux conditions pour ne pas devenir tuberculeux ? Vous les devinez sans peine. Il faut :

1° *Vous efforcer de vivre dans un air aussi pur que possible;*

2° *Tâcher de devenir et de rester fort et vigoureux.*

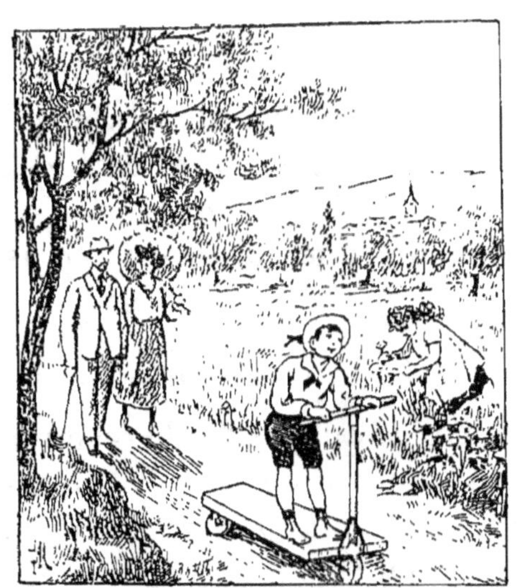

Les plaisirs hygiéniques de la campagne.

8. — Comment faire pour respirer un air aussi pur que possible ? Si vous habitez la campagne, cela vous sera relativement facile. Par suite de l'espace plus grand, dont chacun des habitants peut dispo-

ser, l'air est plus pur, moins souillé de poussières et de microbes, et vous êtes moins exposés à en respirer.

Ce sera plus difficile si vous habitez la ville. Du fait même que l'on y vit groupé, on est plus exposé à se contaminer réciproquement.

Aussi s'explique-t-on que les habitants des villes soient soumis à une discipline plus grande. Ne souriez pas et ne vous moquez pas lorsque vous voyez des *pancartes* vous disant de ne pas faire telle ou telle chose.

On vous dit de *ne pas cracher par terre ni sur le plancher des salles de réunion, ni en classe :* conformez-vous à ces instructions. Les personnes tuberculeuses qui crachent ainsi souillent le sol, répandent des microbes en plus grande quantité et contribuent à souiller l'air, déjà suffisamment mauvais.

9. — Comment, d'autre part, devenir fort pour lutter contre la maladie ?

En menant une vie régulière, en se nourrissant bien, en évitant l'alcool, en ne buvant que modérément les boissons qui en contiennent, vin, bière, cidre ; en évitant de travailler jusqu'à l'épuisement ; en vivant dans des endroits clairs et bien aérés ; en étant toujours propres ; bref, en se conformant à toutes les prescriptions de l'hygiène.

10. — Il se peut, malgré ces précautions, que

vous soyez malades, que vous contractiez un rhume.

C'est d'ordinaire par un rhume négligé que commence la tuberculose.

Que faire alors ? Il ne faut *pas* **attendre** trop longtemps. Si, au bout d'une semaine ou deux, votre rhume n'est pas guéri, si vous toussez toujours, si vous avez de la fièvre, ne retardez plus : *faites appeler le médecin*. Lui seul, au début, pourra arrêter la maladie et vous permettre de vous rétablir. *Apprenez à bien respirer*. Vous éviterez souvent des rhumes.

III. — **Comment se comporter avec les tuberculeux.**

11. — Il se peut que vous soyez obligés de vivre avec un tuberculeux, dans son voisinage immédiat, ou d'être souvent en contact avec lui.

Il n'est pas douteux que vous vous trouverez alors plus exposés à contracter la maladie. Il ne faut cependant pas croire que vous êtes fatalement voués à devenir malades.

Il sera nécessaire, en ce cas : 1° que vous preniez des précautions ; 2° que le malade en prenne de son côté.

12. — *Que doivent faire les gens vivant dans le voisinage des tuberculeux ?* Se tenir très propres, se laver fréquemment les mains et la figure,

soulever le moins de poussière possible en ba-
layant, aérer largement, faire entrer le soleil
dans les pièces habitées par le malade, ne pas
oublier que le soleil tue les microbes, manger
suffisamment, ne pas trop se fatiguer, désinfecter
les linges qui ont servi au malade.

13. — *De son côté, que doit faire le malade?* La
tuberculose pulmonaire se communiquant princi-

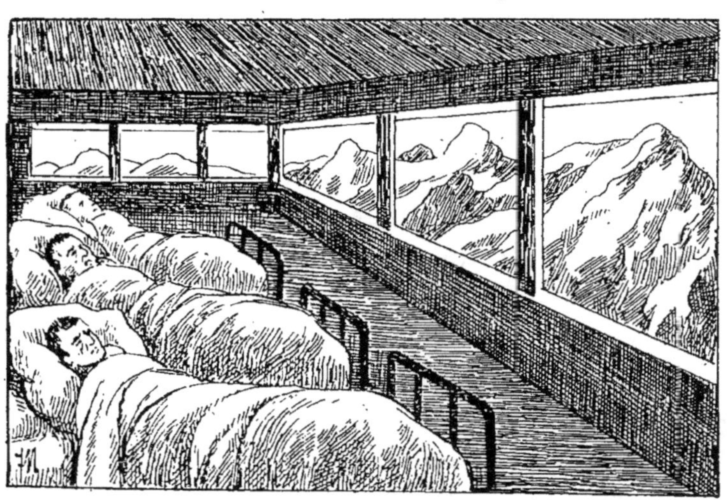

Un bain d'air dans un sanatorium de tuberculeux.

palement par les crachats du malade, la première
précaution à prendre est de recueillir ces crachats
dans des vases qui permettront de les détruire.
*Ne faites jamais cracher les malades dans des
mouchoirs ou des serviettes.* Les microbes qu'ils
contiennent volent avec les poussières, lorsque
les crachats se dessèchent, et contaminent la pièce

où se trouvent les personnes chargées de soigner le malade.

Servez-vous plutôt de crachoirs en verre ou en porcelaine, qui permettront, selon les indications du médecin, ou de désinfecter les crachats ou de les jeter au feu.

14. — Le malade doit, autant que possible, éviter de tousser. *S'il tousse, il mettra sa main devant sa bouche* pour éviter de projeter de la salive où se trouvent les microbes. C'est, d'ailleurs, ce que tous, même non tuberculeux, nous devons faire.

D'autres précautions sont encore à prendre : éviter de coucher dans la même pièce ; ne jamais coucher dans le même lit.

15. — Peut-on guérir de la tuberculose ? Oui, si on se soigne à temps, si l'on vit au grand air et si l'on se conforme aux prescriptions du médecin et de l'hygiène. *Le malade a un peu sa guérison entre les mains.*

Presque partout se fondent des *dispensaires antituberculeux*, c'est-à-dire des consultations médicales contre la tuberculose. Il ne faut pas les ignorer. N'hésitez pas, si vous vous sentez malades, à venir vous y faire examiner.

QUESTIONS

1. Qu'est-ce que la tuberculose ? — A quoi est-elle due ? — Quels sont les organes qu'elle frappe ?

2. Dans quels milieux la tuberculose se développe-t-elle surtout ? — Quelles conditions faut-il pour qu'elle se développe ? — Indiquez les moyens de l'éviter.

3. Comment faire pour respirer un air pur ? Pour devenir fort contre la tuberculose ? — Que doit on faire si un rhume se prolonge ?

4. Quelles précautions faut-il prendre avec les tuberculeux ? — Quelles précautions le malade doit-il prendre de son côté ?

5. La tuberculose est-elle incurable ? — Comment peut-on la guérir ? — Qu'est-ce qu'un dispensaire ?

L'hygiène à la ville.

I. — **L'hygiène à la ville**.

1. — Vous savez déjà, par de précédentes leçons, que l'observation des lois de l'hygiène doit être plus stricte à la ville que partout ailleurs.

Il vous est facile de comprendre que la réunion de nombreuses personnes sur un petit espace est dangereuse. On vous a dit et répété que c'était le plus souvent par *contact* que les personnes saines étaient contaminées par les personnes malades. Or, à la ville, il y a toujours une certaine quantité de personnes malades, et l'entassement, la promiscuité favorisent ces contacts.

Les habitants des villes doivent donc, au point de vue de l'hygiène, prendre plus de précautions que les autres.

En cas de maladie, l'isolement et la désinfection s'imposent là plus qu'ailleurs.

2. — L'eau des villes est, en général, mieux

surveillée qu'à la campagne, mieux filtrée, et, par suite, plus saine.

Par contre, le mouvement des voitures plus intense, d'autres causes encore soulèvent des poussières plus nombreuses, et, par suite, exposent aux contaminations plus fréquentes.

C'est ce qui explique le besoin qu'on a, pour diminuer ces poussières, d'avoir de bons pavages, soit en grès, soit en bois, pavages dont on recherche constamment l'amélioration.

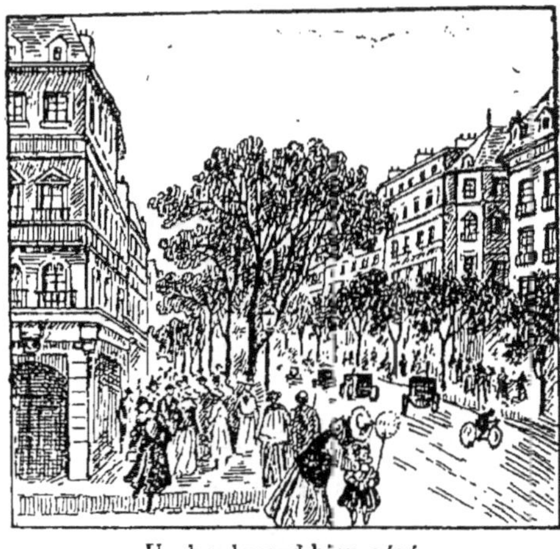

Un boulevard bien aéré.

3. — *Chacun doit faire un effort personnel pour contribuer à la propreté des rues.*

Trop facilement, en France, on considère les rues des villes et des villages comme des dépotoirs. Sans souci de la propreté et de la beauté, on jette sur le sol ce qui embarrasse, papiers, pelures d'oranges, sur lesquelles on peut faire glisser, débris de toutes sortes.

Les étrangers qui viennent en France sont surpris de trouver chez nous cette négligence et *cette malpropreté* qui donnent lieu chez eux à de fortes amendes.

4. — Les règlements sanitaires exigent d'ailleurs l'enlèvement journalier des ordures, c'est-à-dire des produits, déchets de toutes sortes qui s'amassent pour le plus grand dommage de la santé publique.

Ces déchets s'altèrent, pourrissent, engendrent de mauvaises odeurs, vicient l'air et contribuent ainsi à diminuer notre résistance à la maladie.

5. — Dans les villes, vos affaires vous forceront à entrer temporairement, pendant quelques instants, dans des locaux surpeuplés, postes, théâtres, tramways.

Vous y verrez affichés des règlements vous interdisant de cracher par terre, d'y faire du bruit. *Il faudra vous y conformer.* Vous ne devrez pas davantage les salir en jetant des papiers ou des débris de nourriture.

Vous ne salirez pas davantage les wagons de chemin de fer où vous séjournerez en voyage. *Il faut que les personnes venant après vous trouvent les locaux que vous avez occupés aussi propres que vous les avez trouvés* ou *que vous auriez voulu les trouver.* C'est une marque de bonne éducation en même temps qu'une précaution d'hygiène.

6. — Encore une fois ne croyez pas que tous ces règlements soient faits pour vous tracasser : loin de là ; ils n'ont qu'un but : *l'intérêt de votre santé* et *de celle de tout le monde*. C'est pourquoi vous aurez le souci de vous y conformer.

Il me reste à vous dire un mot d'une œuvre des plus utiles, celle des habitations à bon marché.

II. — Les habitations à bon marché.

7. — Nos villes françaises, souvent si pittoresques, sont malheureusement aussi souvent mal construites. Il est difficile d'y remédier actuellement, du moins tout à fait : il en résulterait des dépenses par trop considérables.

Mais il existe dans certaines grandes villes des *quartiers maudits*. Ce sont ceux où des maisons sales, étroites, s'entassent les unes sur les autres,

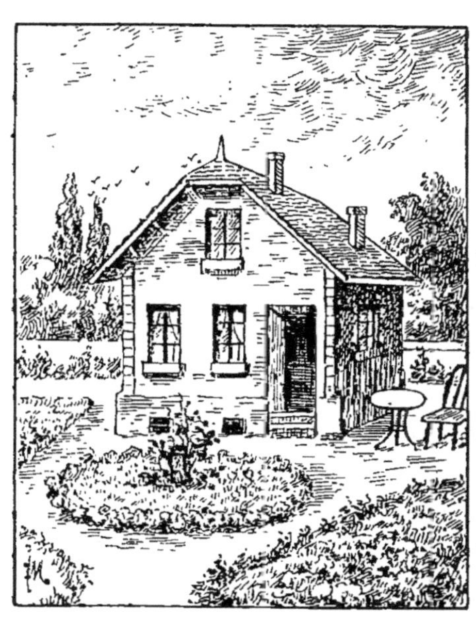

Une maison d'ouvrier,
modèle d'habitation à bon marché.

dans des rues obscures sans air ni lumière, quartiers surpeuplés où un monde d'ouvriers est venu chercher un gîte à des prix bas, le seul qu'il puisse supporter.

Sans doute les habitants de ces taudis ne sont pas toujours soucieux de propreté, parce qu'ils en ignorent l'importance; mais les maisons qu'ils habitent sont en tous points anti-hygiéniques.

8. — Ces quartiers, ces maisons doivent disparaître, non seulement dans l'intérêt de la santé des occupants, mais également de la vôtre, de celle de tous.

Si une épidémie s'y déclarait, elle prendrait un caractère particulièrement grave. L'isolement et la désinfection y seraient difficiles et toute la ville courrait le risque d'être contaminée.

9. — Il convient de les remplacer par des habitations salubres, avec de larges avenues, des espaces libres, parcs ou jardins, où l'air circule largement.

Ce souci doit être celui des municipalités. Il sera le vôtre si, un jour, vous êtes appelés à vous occuper des affaires de votre ville. Vous songerez alors à ces quartiers misérables; vous songerez à l'hygiène des maisons. L'argent qui sera dépensé à ces améliorations ne saurait être mieux employé.

10. — Il existe, vous devez le savoir, des *sociétés*

d'habitations à bon marché, qui, moyennant des sommes minimes, ne dépassant pas souvent le loyer de vos maisons, vous permettent d'avoir votre maison à vous, une maison saine et confortable.

C'est d'ordinaire un petit pavillon, construit au grand air, en dehors de la ville, avec sa petite cour, son jardin, qui assure à l'ouvrier un gîte à la fois agréable et commode.

Il y a là une œuvre dont il faut vous souvenir et que vous ne manquerez pas de signaler à ceux qui vous entourent.

QUESTIONS

1. Pourquoi les lois de l'hygiène sont-elles plus strictes à la ville qu'à la campagne ?

2. Quels inconvénients, au point de vue de l'hygiène, résulte-t-il du mouvement des voitures dans les rues ? — Comment essaie-t-on d'y remédier ?

3. Quel est le devoir du public en ce qui concerne la bonne tenue des rues ? — S'en acquitte-t-on toujours bien ? — A-t-on raison ?

4. Pourquoi fait-on procéder à l'enlèvement des ordures ?

Comment se conduire dans certains endroits fréquentés : postes, théâtres, tramways, chemins de fer.

5. Quels dangers présentent certains quartiers des villes ? Comment y remédier ?

6. Que savez-vous des habitations à bon marché ? Quels avantages présentent-elles ?

7. Quel sera votre devoir plus tard, au point de vue de l'hygiène, quand vous aurez à vous occuper des intérêts de votre ville ?

L'hygiène à la campagne.

I. — Les maisons à la campagne.

1. — A la campagne, l'hygiène n'est pas moins nécessaire qu'à la ville, mais elle ne s'y pratique pas de la même façon.

Là, pas d'entassement de personnes les unes au-dessus des autres dans des maisons élevées, mais des maisons basses où habite en général toute une famille ; une ferme isolée avec ses habitants.

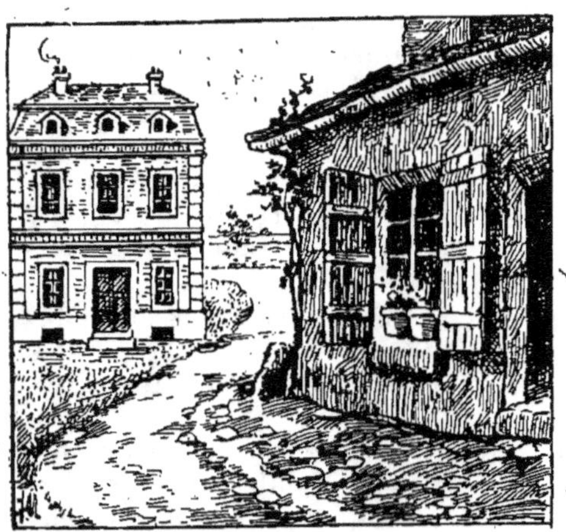

Deux types de maisons à la campagne : l'une, élégante et hygiénique ; l'autre, basse, salpêtrée et humide.

2. — Malheureusement ces maisons, souvent anciennes, ont été bâties à une époque où le souci de l'hygiène n'était pas connu.

Alors qu'on aurait pu, en choisissant bien l'emplacement, construire des habitations saines, on a élevé sa maison un peu au hasard sans se préoccuper du sous-sol.

Aussi beaucoup de maisons sont-elles *humides*, surtout celles qui n'ont pas de cave ; avec le temps, l'humidité du sous-sol a gagné les murs de la maison.

Vous avez tous remarqué ces taches sombres qui s'élèvent parfois jusqu'au sommet des croisées. C'est l'humidité des murs qui se manifeste à l'extérieur. A l'intérieur, le crépi des murs ne tient pas et se désagrège ; les objets posés contre ces murs, qu'on dit être *salpêtrés*, se rouillent et s'abîment.

3. — Réfléchissez. Si les objets se détériorent ainsi parce qu'ils sont placés dans de mauvaises conditions, pourquoi les gens qui habitent la maison ne se ressentiraient-ils pas de son humidité ?

Que de *rhumatismes*, que de *bronchites* et de maladies plus graves cette humidité n'occasionne-t-elle pas chez les gens de la campagne !

4. — Un des moyens de la combattre, c'est une bonne aération. Mais ici encore on se heurte à une difficulté. Le plus souvent, les habitations à la campagne n'ont que de petites fenêtres qui aèrent et qui éclairent mal.

Quoi qu'il en soit, ce moyen est le seul efficace. *Aérez donc le plus possible.* Ouvrez toutes grandes les fenêtres de vos maisons. Que l'air et la bonne lumière du soleil y pénètrent abondamment. Heureusement l'air à la campagne est pur. C'est une garantie contre la maladie.

II. — **L'eau à la campagne**.

5. — Il y a malheureusement bien des critiques à faire sur l'hygiène telle qu'elle est pratiquée à la campagne.

L'eau qu'on y boit, par exemple, est souvent moins pure que celle de la ville.

Elle est fournie, soit par une fontaine publique, soit par des puits creusés dans les cours ou les jardins des fermes.

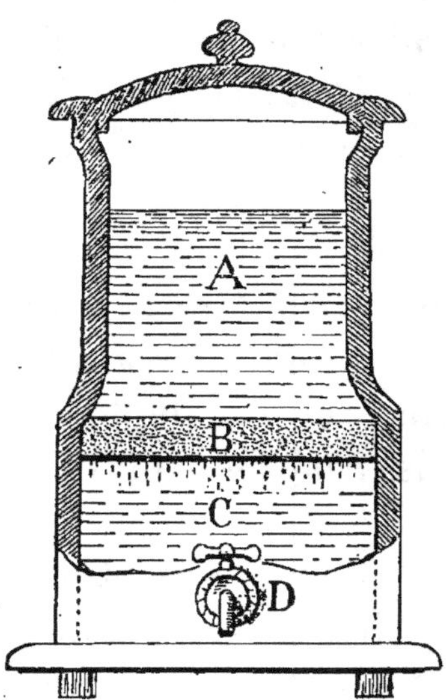

Un modèle de filtre :
A, eau à filtrer ; — B, couches de charbon et de sable ; — C, eau filtrée ; — D, robinet d'écoulement.

6. — L'eau de la fontaine présente, en général, certaines garanties, à condition qu'elle soit protégée des souillures par les soins de ceux qui ont mission d'exercer une surveillance à ce sujet, en l'espèce le maire de la commune.

L'eau des puits échappe davantage à cette surveillance et c'est elle le plus souvent qui est mauvaise, parce que les puits sont presque toujours mal construits, en contre-bas des fumiers et des fosses à purin qui s'y écoulent et les infectent.

7. — Il y a plusieurs moyens de remédier aux dangers que cette eau présente : *c'est de la filtrer ou de la faire bouillir.* Toute ferme à la campagne devrait avoir son filtre, qu'on peut établir très économiquement.

8. — Le cultivateur comprend d'ailleurs bien mal son intérêt en laissant s'écouler au hasard le purin des fumiers. *Ce purin constitue un excellent engrais.* Si on prenait soin de le recueillir dans une fosse spéciale, bien construite et étanche, non seulement on protégerait sa santé, puisque l'eau qu'on doit boire et le sol ne seraient plus souillés, mais on se ménagerait un moyen d'augmenter la fertilité de ses terres.

9. — On a également tort de construire les étables tout près des maisons. L'odeur qui se dégage de la litière et des urines est incommode pour les habitants. Le mieux est de les éloigner un peu. *Les bêtes, comme les gens, ont d'ailleurs besoin, pour vivre, d'air, de lumière et de propreté.*

III. — **Les Mouches.**

10. — Un des grands fléaux, l'été, à la campagne, ce sont les *mouches*. La proximité des bêtes, les fumiers, les détritus de toutes sortes les y attirent en quantité considérable.

Or, *il faut que vous sachiez que les mouches ne sont pas seulement ennuyeuses et gênantes : elles sont dangereuses.*

11. — La préférence qu'elles ont à se poser sur les choses sales, contaminées, fait qu'elles souillent les objets sur lesquels elles viennent se poser ensuite. Tous vous les avez vues se poser sur les plaies des bestiaux. Vous plairait-il, après cela, de les voir sur le pain, la viande, le beurre, le fromage, le sucre, les gâteaux que vous allez manger ? Non, n'est-ce pas ? En dehors de la répugnance qu'elles vous inspirent, elles peuvent déposer sur ces aliments *les germes de maladies contagieuses*, et c'est ce qui les rend si dangereuses.

Il y a même un genre de *grosse mouche*, qu'on voit fréquemment sur les charognes, ou cadavres d'animaux, dont la piqûre occasionne parfois une maladie, le *charbon*, souvent mortelle.

Vous vous mettrez donc en garde contre les mouches et vous efforcerez d'en débarrasser votre maison.

12. — C'est au printemps qu'il faut commencer la guerre contre elles. A ce moment, elles pondent sur le fumier : arrosez-le avec du *crésyl* ou de l'huile lourde qui détruisent les œufs : vous en aurez beaucoup moins.

Pour celles qui seront vivantes en été, employez tous les moyens pour vous en débarrasser. Il en est deux peu coûteux : le *papier tue-mouches* et le *formol*, qu'on a eu tort de

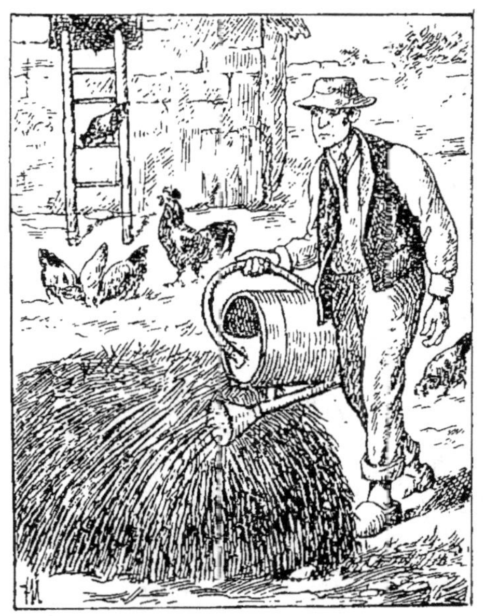

L'arrosage du fumier au crésyl.

délaisser. Vous demanderez à vos maîtres comment l'employer.

Encore une fois faites une guerre acharnée à ces insectes. Soyez sûrs que les sommes très modiques que vous dépenserez pour les détruire vous seront profitables.

IV. — **Les rapports des gens de la campagne avec ceux de la ville.**

13. — Il faut que je vous dise, si vous habitez

la campagne, quelques mots des rapports que vous devez avoir avec les gens de la ville.

Vous leur portez le plus souvent vos produits alimentaires : beurre, œufs, fromages, lait : *vous devez les **leur porter propres**.*

14. — Le lait que vous récoltez doit l'être proprement. Il existe chez des peuples que nous jugeons bien petits par rapport à nous, chez les Danois, les Norvégiens, par exemple, une propreté que nous ne soupçonnons même pas dans nos campagnes.

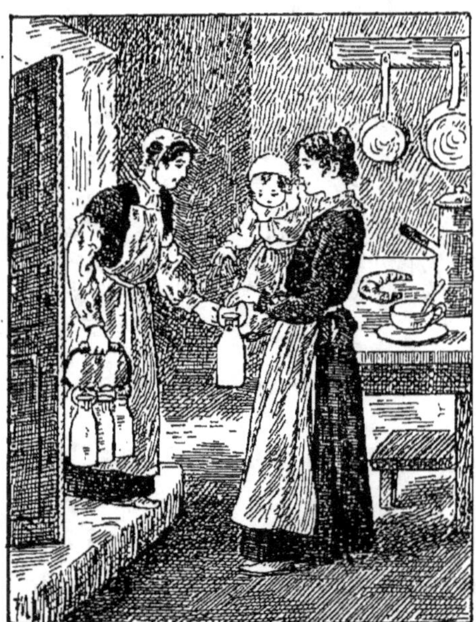

La propreté
est la première qualité de la laitière.

Les vaches ne sont traites qu'après un nettoyage du pis, nettoyage soigneux. Les récipients servant à la traite sont chaque fois lavés à l'eau bouillante, etc. Aussi le lait qu'on tire se conserve-t-il plus longtemps que lorsqu'il est mal soigné.

15. — Que votre beurre soit également fait avec

propreté. Il se conservera mieux. De même pour vos fromages. Là encore, **votre intérêt et l'hygiène vont ensemble**.

16. — Enfin, comme les gens de la ville, tenez-vous propres. Si les travaux que vous faites sont salissants, *c'est une raison de plus pour vous de ne pas négliger les soins corporels*. Il suffit pour cela d'une bassine d'eau chaude et de savon. Pratiquez le plus souvent possible ces grands lavages du corps, si fort en usage chez certains peuples, les Japonais, par exemple, et qui sont si bienfaisants.

V. — Maladies plus particulières à la campagne.

17. — Le travail de la campagne est sain et favorable à la santé. Certains travaux exigent pourtant des précautions.

Dans le temps des moissons, les barbes des épis, les aiguillons des chardons, les échardes de paille causent des piqûres aux doigts. *Ne négligez jamais ces piqûres.* Touchez les points piqués avec de la *teinture d'iode* que vous devez toujours avoir à la maison. Si, après cela, le mal s'aggrave, s'il y a menace de panaris, si cela suppure, faites vite venir le médecin. Lui seul peut enrayer le mal et vous préserver d'accidents redoutables.

18. — A ce moment également, on voit souvent des *maux d'yeux* dus aux épis qui tapent les yeux des moissonneurs. Ne les négligez pas.

Le battage du blé est une cause de poussière très abondante. Il faut, en ces journées, redoubler de propreté, se bien nettoyer la figure, les yeux, la gorge.

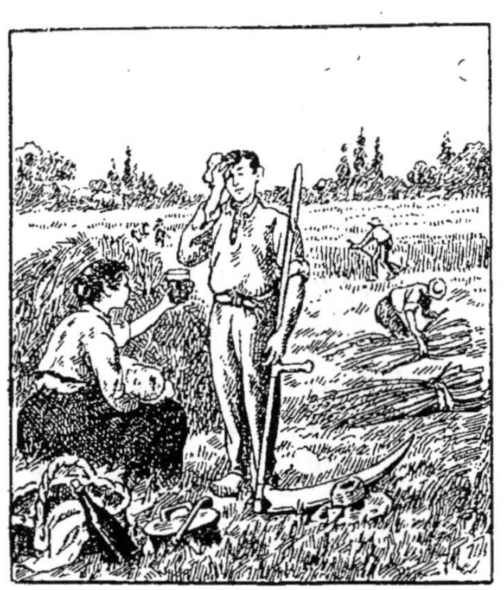

Les travaux de la moisson.

19. — Enfin, il existe des campagnes malheureusement encore malsaines où règne le *paludisme*. Ce sont les campagnes marécageuses, où les mares, les étangs nombreux permettent à de petits insectes, les *moustiques*, de se développer.

Les moustiques ne sont pas seulement incommodes par leurs piqûres.

Ils introduisent en piquant des sortes de microbes qui déterminent des fièvres : c'est le paludisme.

Il faudra détruire les moustiques, dans ces pays malsains, comme on détruit les mouches, car les fièvres affaiblissent et font parfois mourir.

20. — Tels sont les conseils généraux qu'il faut suivre à la campagne : aérez vos maisons, buvez de l'eau pure, éloignez de vos demeures les fumiers et les mares. Pour le reste, l'air pur de la campagne, la vie active que vous y mènerez vous placeront dans des conditions bien meilleures que les habitants des villes, et, sauf les accidents possibles partout, vous êtes les mieux placés pour vous bien porter.

QUESTIONS

(Certificat d'études primaires.)

1. Quels graves inconvénients présentent en général, au point de vue de l'hygiène, les maisons bâties à la campagne ? — Quel est un des moyens de remédier à l'humidité des murs ?

2. Quelle eau boit-on à la campagne ? — Est-elle toujours saine ? — Les causes qui la rendent malsaine. — Qu'est-ce qu'un filtre ?

3. Quelles précautions faut-il prendre dans l'installation des étables ?

4. Quels dangers présentent les mouches ? — A quelle époque de l'année convient-il de les détruire et par quels moyens ? — Comment les détruire en été ?

5. Quelles précautions les gens de la campagne doivent-ils prendre dans leurs rapports avec ceux de la ville, particulièrement en ce qui concerne le lait, le beurre, le fromage ?

L'hygiène de l'habitation et de la famille.

I. — L'hygiène de la maison.

1. — La journée scolaire terminée, vous rentrez chez vous. Vous y retrouvez les vôtres. C'est là qu'en famille vous passez de longues heures. Il est nécessaire qu'on vous dise ce que doit être votre habitation.

Ne perdez pas de vue que si la salubrité de la maison est une cause de bien-être, son *insalubrité*, au contraire, est une des principales causes des maladies et de leur propagation.

2. — Les maisons sont différentes selon qu'on habite la ville ou la campagne ; mais, d'un côté comme de l'autre, beaucoup sont mal construites, et il faut, hélas ! s'en contenter.

Rappelez-vous à ce sujet ce que nous vous avons dit des habitations à bon marché. Elles offrent, au point de vue de l'hygiène, comme des commodités, des avantages précieux pour toutes les familles.

Vous vous renseignerez et vous direz à vos parents de se renseigner. A la préfecture de votre département, à la mairie de votre commune, on doit pouvoir vous donner ces renseignements. Il existe des lois, celles de 1906 et de 1913, qui indiquent les conditions dans lesquelles sont construites ces habitations.

Ces lois ne sont malheureusement pas connues, et alors qu'en Angleterre et en Allemagne les habitations saines et à bon marché sont nombreuses, il n'en existe encore que peu en France.

3. — On vous a dit sommairement, dans les leçons précédentes, ce qu'il fallait faire pour améliorer les locaux qu'on habite à la ville et à la campagne. Il reste à indiquer les précautions que l'on doit prendre pour y assurer **par soi-même** une hygiène aussi bonne que possible.

La première de ces précautions et la plus essentielle est de veiller à ce que la maison soit largement éclairée et ventilée.

Veillez à ce que l'air qui y pénètre soit abondant et surtout à ce qu'il soit pur.

Or, deux causes peuvent contribuer à vicier l'air des appartements : *l'éclairage insuffisant* et le *chauffage*. Nous en dirons un mot.

II. — **L'éclairage.**

4. — L'éclairage nous est fourni par la lumière du jour ou par des procédés artificiels.

L'éclairage naturel nous vient du soleil. C'est le meilleur de tous, non seulement parce que c'est celui qui est le mieux adapté à votre vision, mais encore parce que les rayons lumineux sont mauvais pour les microbes.

On sait de façon sûre et scientifique, et depuis peu de temps, *qu'un grand nombre de microbes sont tués par les rayons du soleil.*

Depuis longtemps, d'ailleurs, on avait remarqué que les maisons aérées et ensoleillées avaient moins de malades parmi leurs habitants, d'où le vieux dicton qui s'est transmis jusqu'à nous :

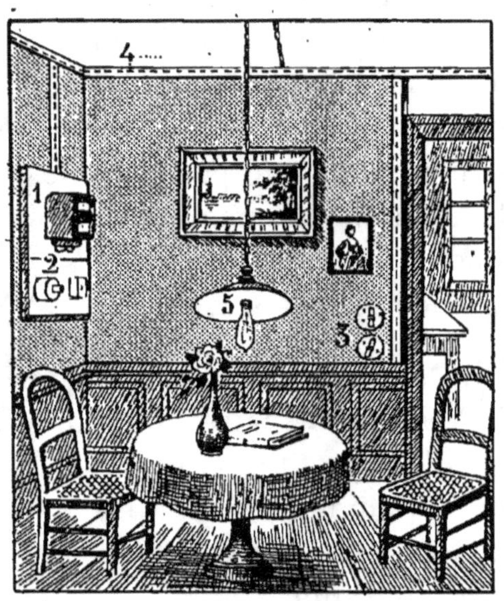

Intérieur éclairé à l'électricité : 1, compteur ; — 2, bouton d'ouverture ou de fermeture du compteur ; — 3, bouton d'éclairage ; — 4, fils conducteurs ; — 5, lampe d'éclairage.

« *Là où l'air et la lumière entrent abondamment, là n'entre pas le médecin.* »

Usez donc de ce moyen facile et peu coûteux de rendre vos habitations salubres.

5. — L'éclairage artificiel, qu'il faut bien employer lorsque la lumière solaire nous fait dé-

faut, est fourni par des substances solides : chandelles, bougies ; par des substances liquides : huiles, pétrole, alcool ; par des substances gazeuses : gaz, acétylène, et enfin par l'électricité.

Tous ces éclairages, à part l'électricité, altèrent, en brûlant, l'air des habitations, le vicient et, par suite, exigent une aération plus grande de nos logis. Un grand nombre présente en outre des dangers d'explosion et d'empoisonnement. *On s'efforcera de les remplacer par l'électricité, qui est le mode d'éclairage artificiel le plus hygiénique.*

6. — Si vous avez le gaz dans votre maison, ne touchez jamais aux robinets lorsqu'il est éteint. En se répandant sans brûler dans les pièces, le gaz vous empoisonnerait.

III. — Le chauffage.

7. — Dans votre maison, il vous faut, l'hiver principalement, des moyens de chauffage. Votre corps possède une certaine chaleur, mais il se refroidit dans les pièces froides. Il faut donc chauffer les locaux où vous vous tenez l'hiver.

8. — Quel est le meilleur mode de chauffage ? Tous ceux qui habitent la campagne connaissent ces grandes cheminées où des sarments ou des bûches apportent, en même temps que la chaleur, la lumière dans la pièce. Mais elles ont l'inconvénient de consommer beaucoup de combustible et de donner peu de chaleur. On grille auprès et les parties retirées de la pièce restent froides. Par contre, l'appel d'air que fait la cheminée aère très suffisamment la pièce.

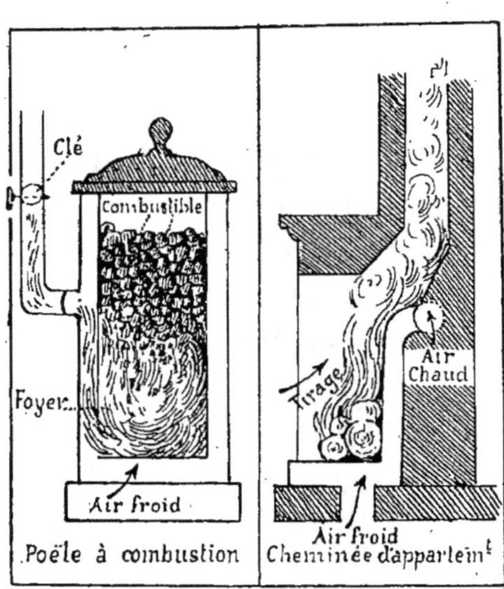

Appareils de chauffage.

9. — A ces cheminées, on substitue très souvent des poêles qui dégagent plus de chaleur, surtout lorsqu'y sont joints de longs tuyaux.

Dans ces poêles, on brûle du bois, ce qui est hygiénique, ou du charbon, ce qui l'est moins.

Ne vous servez pas de poêles au charbon de bois *n'ayant pas de tuyaux pour l'évacuation des gaz*, car ceux-ci, acide carbonique et oxyde de carbone surtout, sont très dangereux et provoquent l'asphyxie s'ils se répandent dans l'appartement.

De même *méfiez-vous des poêles dits à combustion lente*, dans lesquels le tirage est réduit volontairement, car ils peuvent donner lieu aux mêmes accidents graves.

10. — Les poêles sont en *fonte* ou en *faïence.* Les poêles en fonte ont un grave inconvénient. Ils rougissent facilement et il se dégage alors des gaz très nuisibles à la santé. Aussi faut-il éviter de laisser rougir le poêle en fonte si on use de ce moyen de chauffage.

Les poêles en faïence sont préférables, surtout si on brûle du bois.

On peut aussi user du *gaz* ; mais ce n'est pas un mode de chauffage à recommander. Il est dangereux par les produits qu'il dégage. Il en est de même du chauffage au *pétrole.*

11. — Le chauffage électrique sera peut-être le chauffage de l'avenir. En attendant, il faut que je vous parle d'un mode de chauffage par l'air chaud, l'eau chaude ou la vapeur.

Au lieu de chercher à chauffer pièce par pièce, on a pensé, il y a déjà assez longtemps, à chauffer toutes les pièces d'une maison au moyen d'une source unique de chaleur, d'où le nom de *chauffage central.* Un foyer, placé dans un local spécial, chauffe de l'air, ou bien de l'eau qui, renfermée dans une chaudière, se transforme en vapeur.

Cet air ainsi chauffé se répand dans les appartements. Quant à l'eau et à la vapeur, elles sont conduites par des tuyaux dans chaque pièce à des appareils qui tiennent lieu de poêles, et que l'on a appelés *radiateurs* parce que la chaleur en rayonne.

Ce mode de chauffage, surtout utile pour les grands bâtiments, écoles, mairies, postes, grands hôtels, est actuellement assez répandu.

Le chauffage par l'air chaud ne vaut rien au point de vue hygiénique. Par contre, il n'y a rien à reprendre, au point de vue de l'hygiène, au chauffage à eau chaude et à la vapeur.

IV. — **La tenue de la maison et les animaux domestiques.**

12. — Nous croyons inutile de vous dire que votre maison doit être tenue très proprement. Certains peuples, comme les Hollandais, et chez nous, certaines régions du Nord, sont sous ce rapport à imiter.

13. — Un fréquent lavage des planchers et des tables, le nettoyage des pièces de ménage et de cuisine ainsi que des meubles et des objets qui ornent votre logis, un rangement attentif des vêtements, tels sont les premiers soins qui s'imposent.

Repoussez les papiers sombres, les couleurs tristes ; la maison doit être gaie. Les personnes qui l'habitent doivent s'y plaire : c'est le meilleur moyen d'éviter le cabaret.

Prenez plaisir à l'embellir simplement, sans cependant ***la charger de tentures*** difficiles à nettoyer et **de bibelots** qu'il vaudrait souvent mieux faire passer au feu.

Simple, claire, aérée, telle doit être votre maison.

14. — Il serait à souhaiter que chaque famille eût à sa disposition un *petit jardin*, où non seulement elle pourrait récolter quelques légumes frais, ce qui diminuerait un peu les dépenses du ménage, mais où chacun apprendrait à cultiver les produits de la terre en travaillant au grand air.

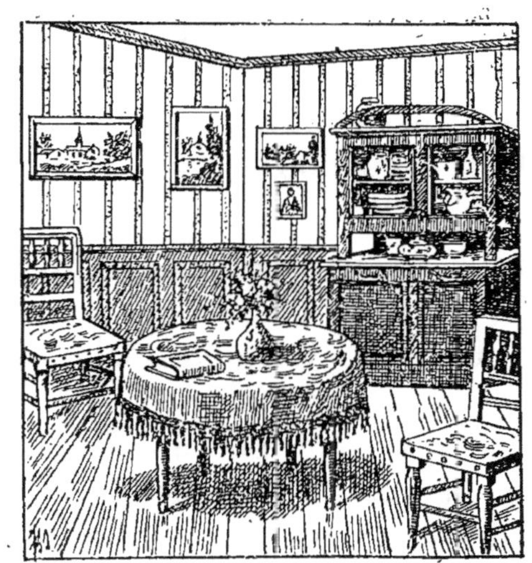

Un intérieur simple et tenu avec goût.

15. — Quelques mots maintenant des animaux domestiques.

Il est fréquent que nous possédions dans nos demeures des chiens, des chats, des oiseaux. Tout en les traitant avec bonté, veillez à ce qu'ils soient le moins possible dans la maison.

Ne les faites jamais manger dans les récipients qui servent à votre nourriture. *Ils peuvent être atteints de maladies qu'ils vous transmettront.*

Habituez-les à être propres et tenez-les propres. *Ne vous faites pas lécher par eux*. Il est des maladies sérieuses, graves même, telle que la tuberculose, qui peuvent être transmises à l'homme par le chien et le chat. Ces animaux sont, en effet, exposés à la tuberculose.

S'ils deviennent malades et si le vétérinaire consulté reconnaît une maladie qui est contagieuse pour vous, n'hésitez pas à les faire abattre. Cela pourra vous faire de la peine, mais vous leur éviterez des souffrances et vous vous mettrez à l'abri de la contagion.

V. — Conseils aux fillettes.

16. — A l'hygiène de l'habitation se rattache l'hygiène familiale.

Nous voudrions donner ici, plus particulièrement aux fillettes, quelques conseils utiles qu'elles suivront lorsqu'elles seront obligées, comme cela existe souvent, de venir en aide à leurs parents, à leurs mamans en particulier.

17. — Un certain nombre d'entre vous, fillettes, seront appelées à seconder les mères dans les soins du ménage. *Faites-le de bon cœur* et appliquez les notions que vous avez apprises à l'école : propreté, soin, hygiène. *Balayez les fenêtres ouvertes* en soulevant le moins de poussière possible ; aérez les lits avant de les faire. Soyez un peu les éducatrices de vos parents qui n'ont pas été comme vous instruits des dangers des maladies et des moyens de s'en préserver.

18. — On vous confiera souvent des petits frères ou des petites sœurs, soit très petits, soit un peu plus grands, deux ou trois ans : il faut que vous sachiez comment agir avec eux.

Ce n'est pas vous, en général, qui serez chargées de les nettoyer, de les faire manger, de les baigner. Ce sont vos mères qui, la plupart du temps, se chargeront de ces soins. Elles savent comment il faut les envelopper, les couvrir, les nourrir, et, quoique bien des erreurs soient encore en pratique à ce sujet, le moment n'est pas encore venu de vous les faire connaître.

Mais on vous donnera ces enfants à garder, à porter, à accompagner dans les promenades : il faut que vous sachiez comment vous devez le faire.

19. — Tout d'abord, si les tout petits dorment, *il faut respecter leur sommeil.* Ne les réveillez pas, même pour les caresser ou pour les amuser. Profitez de leur réveil pour le faire. Le sommeil des enfants, dont ils ont grand besoin, ne doit jamais être contrarié.

L'été, enveloppez le berceau ou le petit lit de tissu léger, de gaze. Vous éviterez ainsi qu'une fenêtre directement ouverte au-dessus du berceau ne cause quelque incommodité au petit enfant et surtout vous éloignerez de sa figure, de sa bouche les mouches qui peuvent le contaminer. Vous éviterez leurs piqûres et vous procurerez au bébé un sommeil calme et réparateur. Mais, près de ces tissus légers, faites attention au feu !

20. — *Ne faites jamais coucher les petits enfants avec vous.* Vous risqueriez de les étouffer. *Ne les bercez pas non plus, ou très doucement.* Ceux qui n'en ont pas pris l'habitude s'endorment aussi bien. Dans les hôpitaux d'enfants, où il serait impossible de les bercer, tous s'endorment parfaitement sans être bercés.

Fillette préparant le biberon de son petit frère.

21. — Si l'enfant crie, c'est qu'il a faim, qu'il est malade, que quelque pièce de son accoutrement le gêne, le pique. Surveillez attentivement tous ces détails.

Il peut se faire que l'enfant soit nourri au biberon, ce qui ne doit avoir lieu, toutefois, que si la mère manque de lait. *Veillez, en ce cas, à ce que le biberon soit très propre ; donnez-le régulière-*

ment au bébé et prenez soin que le lait ne soit ni trop chaud, ni trop froid, ni souillé par les poussières ou les mouches.

22. — Pendant les premiers mois les os des petits enfants ne sont pas assez formés pour qu'ils puissent tenir debout sans danger. Aussi convient-il de les laisser couchés durant cette période.

Portez-les toujours très soigneusement, la tête haute un peu soutenue, le corps également soutenu avec fermeté. Evitez qu'ils prennent froid : les petits enfants ont toujours besoin d'avoir chaud.

Lorsqu'ils seront plus grands, ne vous hâtez pas de les laisser marcher seuls. Soutenez-les afin que leurs petites jambes ne se déforment pas. Evitez de les laisser tomber, car bien que leurs membres soient souples, ils se casseraient cependant quelquefois.

Ne leur donnez jamais de nourriture que sur l'avis de vos parents. Croyant bien faire, vous pourriez provoquer des maladies d'intestins, de la diarrhée, et les rendre gravement malades.

Ne les embrassez jamais sur la bouche.

L'alimentation des jeunes enfants doit être surveillée très sérieusement, mais ceci est surtout l'affaire de vos parents.

Tels sont les petits conseils qu'une fillette sérieuse et soucieuse de la santé de ses petits frères et sœurs doit mettre en pratique. Vous vous rendrez compte que ce n'est pas très difficile.

QUESTIONS

(Certificat d'études primaires.)

1. Quelle est la condition essentielle pour qu'une maison soit saine ? — Quelles sont les causes qui peuvent contribuer à vicier l'air qu'on y respire ?

2. Montrez les avantages de la lumière solaire. — Enumérez les procédés d'éclairage artificiel avec leurs avantages et leurs inconvénients.

3. Indiquez les différents modes de chauffage, ceux qu'il faut préférer, ceux qu'il faut bannir.

4. Comment tenir une maison propre ? — Comment l'embellir ? — Ce qu'il faut éviter. — Les avantages que procure un petit jardin.

5. Quels soins les fillettes qui remplacent leur maman doivent-elles apporter dans la tenue de la maison, — dans la surveillance des petits frères et sœurs ?

L'hygiène de l'alimentation.

I. — L'alimentation.

1. — On peut comparer le corps humain à une machine à vapeur, à une locomotive, par exemple.

Si l'on veut que la locomotive fonctionne bien, il faut lui fournir du charbon. Pour nous, le charbon qui fait marcher la machine, ce sont les aliments.

Mais de même qu'il existe de bons et de mauvais charbons, *il existe de bons et de mauvais aliments.* Et s'il y a aussi de bons et de mauvais chauffeurs de la locomotive, il y a également des façons plus ou moins bonnes d'alimenter le corps humain.

Cette leçon vous indiquera quels sont les meilleurs aliments et quelle est la meilleure manière de s'en servir.

2. — L'alimentation a pour but :

1º De subvenir aux dépenses de forces que nous faisons constamment ;

2° De fournir les matériaux pour notre croissance.

3. — Que devez-vous manger par jour ?
Cela dépend de votre âge, de votre travail.

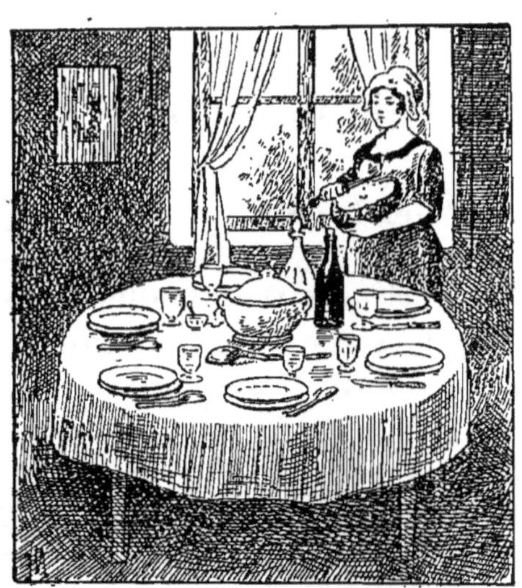
La table de famille doit être mise avec goût.

La sensation de faim que vous connaissez tous indique qu'il faut remettre du charbon dans la machine.

La sensation de rassasiement indique qu'il est temps de n'en plus mettre.

Nous sommes donc guidés un peu par l'instinct pour prendre ce qu'il nous faut, pour prendre une ration alimentaire normale.

Mais il faut savoir que cette ration a été déterminée scientifiquement. Nous n'entrerons pas dans cette démonstration longue et compliquée. Le menu composé dans votre famille vous procure en général ce qu'il vous faut.

4. — *Il y a cependant deux choses à éviter :*
manger **trop** *ou manger* **trop peu**.

L'alimentation influe en effet sur la santé. Vous

avez certainement entendu dire déjà, en parlant de certaines personnes mal portantes, qu'elles se nourrissent mal.

Si l'on met trop de charbon dans une machine, il brûle mal. Si l'on en met trop peu, la machine s'arrête. Si vous mangez trop, les aliments ne peuvent être complètement utilisés par vos organes, et la machine s'encrasse, d'où des maladies. Si vous ne mangez pas suffisamment, votre organisme n'a plus la force de résistance nécessaire pour lutter contre la maladie.

Vous me direz que voilà une question bien embarrassante.

Pas autant qu'elle le paraît. Mangez à votre faim, *sans gloutonnerie* et sans excès de gourmandise ; mangez ce que vos parents vous donnent et vous vous porterez bien.

Avant de nous mettre à table, n'oubliez pas de vous laver les mains.

II. — **La mastication des aliments**.

5. — Le moment n'est pas venu de vous faire, dans ce petit livre, des théories sur l'alimentation. Cela pourra vous intéresser plus tard et ce ne sera pas inutile, car là encore, bien des erreurs sont à redresser. Pour le moment nous nous bornons à vous faire connaître quelques principes généraux.

6. — *Les aliments doivent être bien mâchés.*

C'est là une condition essentielle pour qu'ils produisent le maximum d'utilité dans notre corps.

Cela se comprend aisément. Nous devons extraire des aliments certaines substances qui y sont contenues, et notre estomac ne peut le faire que si les aliments sont bien broyés. Une bonne mastication est donc indispensable.

Les dents ne servent pas à autre chose.

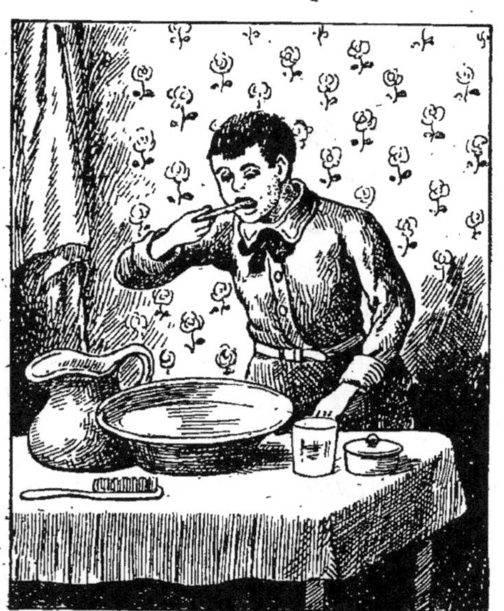

Le nettoyage des dents après les repas.

7. — Vous voyez fréquemment des gens souffrir de l'estomac, de l'intestin, et dont la cause est due à la mauvaise dentition.

Il faut donc ménager vos dents, les entretenir soigneusement. Vous aurez une meilleure digestion et vous éviterez souvent des séances douloureuses et coûteuses chez le dentiste.

Les soins à donner aux dents sont d'ailleurs simples. Le matin, se rincer la bouche avec de l'eau tiède. Après le repas de midi, opérer avec une brosse à dents un nettoyage qu'on renouvellera après le repas du soir. A la rigueur, un seul brossage du soir suffira pour la journée, brossage qu'on fera avec du savon ordinaire, si l'on manque de savons spéciaux.

Il n'en faudra pas plus. Vous voyez qu'il n'y a là rien de coûteux ni de difficile.

Prenez soin aussi de *manger lentement*, pour que les aliments puissent donner tout ce que vous devez leur demander dans l'intérêt de votre santé.

III. — **Le contrôle des aliments.**

8. — Votre alimentation se compose en général d'aliments solides et d'aliments liquides.

Les aliments solides sont eux-mêmes de différentes natures : viandes, légumes, fromages, desserts, fruits, pain.

Une chose importante pour tous ces aliments, c'est qu'ils soient de bonne qualité.

9. — Il existe dans les villes une surveillance des viandes qui servent à la subsistance publique.

Les viandes peuvent, en effet, être dangereuses de plusieurs façons, soit que les animaux dont elles proviennent aient été atteints de maladies contagieuses se transmettant à l'homme, soit qu'elles contiennent des parasites de certaines maladies, comme la *trichine*, la *ladrerie*.

Elles doivent être supprimées sur les indications des médecins vétérinaires, et ceci est la mission spéciale des inspecteurs préposés à la surveillance des abattoirs.

10. — Malheureusement ce contrôle alimentaire qui, pour le grand profit de votre santé, s'exerce sur la viande, ne s'étend pas à tous les aliments.

Même le contrôle de la viande n'existe pas dans toutes les villes et encore moins dans les campagnes.

Nous avons déjà dit que la France n'était entrée que depuis peu de temps dans la lutte pour la santé publique.

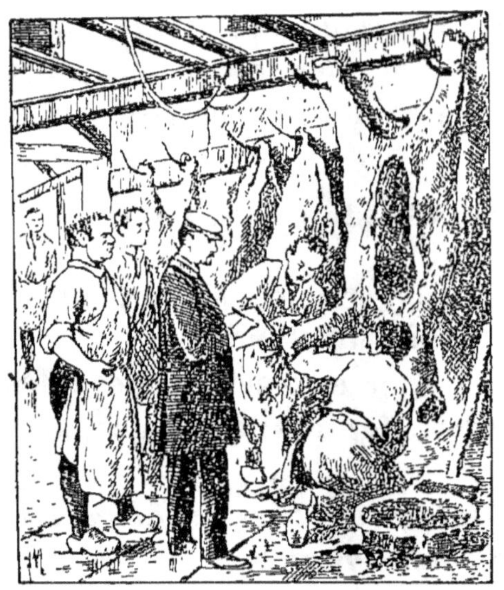

Inspecteur vétérinaire rendant visite à l'abattoir

Soutenez plus tard ceux qui chercheront à rendre obligatoire le contrôle des aliments.

11. — En attendant, vous reconnaîtrez en général que les aliments sont sains à *leur couleur et à leur odeur*.

La viande ne doit pas sentir ni avoir une apparence verdâtre. Les poissons, les légumes doivent être frais. Veillez à ce que les conserves que vous pourrez manger ne soient pas avariées. Si, en ouvrant la boîte, vous sentez une odeur de soufre, s'il s'en dégage des gaz, si le contenu a une odeur aigre, rejetez-le, il est mauvais.

IV. — Le pain.

12. — Il faut que nous disions un mot du pain. Nous sommes en France de grands mangeurs de pain. Peut-être vaudrait-il mieux que nous en mangions moins. Mais, ce qui importe, c'est que le pain que nous mangeons soit sain et salubre.

13. — Or, jusqu'à ces derniers temps, et malheureusement encore aujourd'hui, en beaucoup d'endroits, le travail du pain, de la pâte, était fait dans les conditions hygiéniques les plus mauvaises.

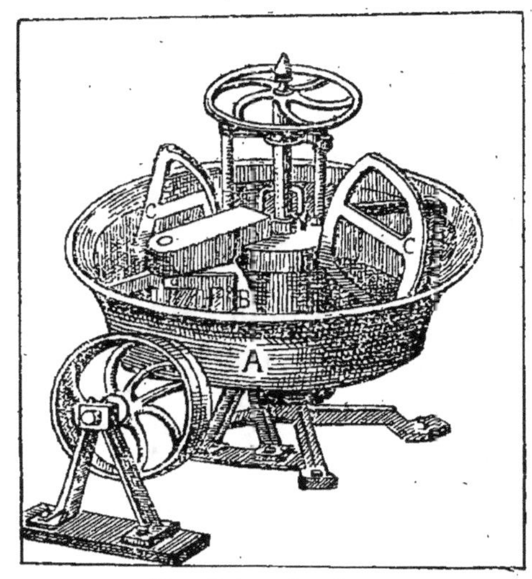

Un pétrin mécanique :
A, auge circulaire ; — B, pétrisseur ;
C, allongeurs.

Par suite d'un travail extrêmement fatigant, parce qu'il se faisait la nuit, les ouvriers boulangers étaient le plus souvent malades, et la pâte du pain qu'ils pétrissaient se trouvait contaminée par eux.

La chaleur de la cuisson détruisait, il est vrai, les germes de cette contamination, mais les ouvriers malades n'en continuaient pas moins à manipuler le pain cuit, et c'est cela qui restait dangereux.

On a pris une très sage mesure en supprimant tout récemment le travail de nuit dans les boulangeries et en remplaçant le travail des bras par le *pétrin mécanique.*

On a ainsi contribué à sauver la santé d'un grand nombre d'ouvriers boulangers, qui, n'étant plus malades, ont cessé d'être une cause de contagion.

14. — Le pain est cuit. La chaleur a détruit les microbes qui avaient pu accidentellement s'introduire dans la pâte. Il n'en reste pas moins des précautions à prendre. *Le pain cuit est, en effet, facile à contaminer.*

Du four, il est le plus souvent transporté dans la boutique de la boulangerie, et là, exposé aux poussières du balayage, sans qu'on prenne soin de le recouvrir.

Les clients qui viennent acheter le pain ne se gênent pas, de leur côté, pour le manipuler, afin de choisir le meilleur, avec des mains plus ou moins propres.

Bien heureux si le boulanger ne le met pas à

même les planches de sa voiture quand il va le porter aux clients et s'il ne le dépose pas dans le couloir de la maison, si ceux-ci sont absents.

Autant de mauvaises habitudes, causes de contamination, qu'il faut s'attacher à combattre, en faisant l'éducation des boulangers et du public.

V. – **Le lait.**

15. — En dehors des aliments solides, il faut à la machine humaine, comme à la machine à vapeur, des aliments liquides : il lui faut de l'eau.

Certains liquides, le lait, ont même remplacé tous les autres aliments à votre naissance.

Lorsque vous étiez tout petits, en effet, votre estomac et votre intestin n'auraient pas pu supporter d'aliments solides, et le lait tout seul a été pendant un temps assez long, un an en moyenne, votre seule nourriture.

16. — *Le lait a cet avantage d'être un aliment complet.*

Il renferme tout ce qu'il faut pour vivre, tout au moins pendant la première enfance.

Les enfants qui ont eu la chance d'être nourris *avec le lait de leur mère ont reçu la meilleure alimentation qu'on pouvait leur donner, et leur santé s'en ressentira toujours.*

17. — Mais toutes les mères n'ont pas le lait

suffisant pour nourrir leurs enfants. Il faut, en ce cas, recourir au lait de vache, d'ânesse ou de chèvre.

Ces laits subissent forcément des manipulations.

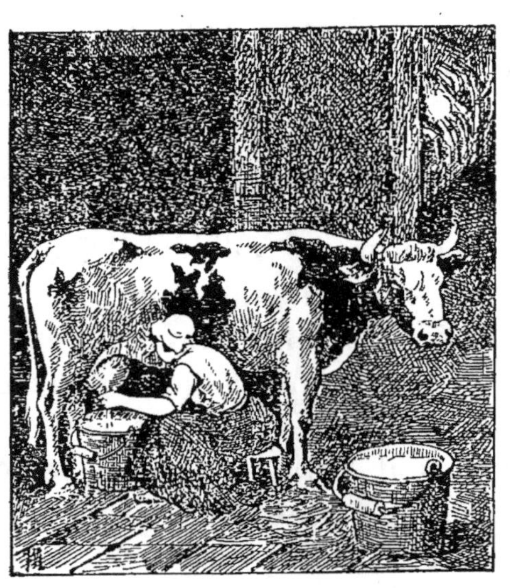

Une bonne vache laitière.

Il a fallu traire les vaches, mettre le lait en bidons, le transporter chez ceux qui en ont besoin.

Inutile de vous faire remarquer que les manipulations ne se font pas sans que les causes de contagion soient nombreuses : mains sales de celui qui trait, récipients mal lavés.

En outre, les bêtes qui donnent le lait, la vache principalement, sont sujettes à des maladies.

En voilà plus qu'il n'en faut pour que le lait ne soit pas toujours sain.

Aussi le nombre des petits enfants qui meurent lorsqu'ils sont nourris avec ce lait est-il trop considérable.

Il y a une précaution hygiénique très importante à prendre pour diminuer cette mortalité : *il faut faire bouillir le lait.* La chaleur, nous l'avons déjà dit et répété, tue les microbes.

Il existe aussi des laits appelés laits condensés. Si vous n'êtes pas très sûrs de votre lait, employez-les, même pour les petits enfants.

18. — Il existe, en dehors du lait, d'autres aliments liquides, souvent fabriqués artificiellement. Nous vous en parlerons dans une prochaine leçon, car à leur étude se rattache une question grave, la question de l'alcoolisme. Il est nécessaire que vous en soyez prévenus.

QUESTIONS

1. A quoi peut-on comparer le corps humain ? — Quel est le but de l'alimentation ?

2. Comment doit se régler la ration alimentaire normale d'une personne ? — Quelles sont les deux choses à éviter dans l'alimentation ?

3. Pourquoi est-il nécessaire de bien mâcher les aliments ? — Quels soins faut-il donner aux dents ?

4. Pourquoi une surveillance des viandes est-elle organisée dans les villes ? Ce contrôle est-il suffisant ? — Comment reconnaître qu'un aliment est sain ?

5. Quelle réforme a-t-on apportée dans la fabrication du pain ? Expliquez pourquoi. — Quelles précautions hygiéniques y a-t-il à prendre avec le pain cuit ?

6. Quel avantage présente le lait comme aliment ? Quel est le meilleur lait pour les petits enfants ? Précautions à prendre si on leur donne du lait de vache ? — Existe-t-il d'autres laits bons pour l'alimentation ?

DIXIÈME LEÇON

L'alcoolisme.

I. — Les boissons.

1. — Parmi les aliments liquides, ou boissons, que nous ingérons, il faut distinguer :

1° Les *boissons naturelles* : eau, lait ;

2° Les *boissons stimulantes* : café, thé ;

3° Les *boissons fermentées* : vin, cidre, bière ;

4° Les *boissons alcooliques*, formées d'alcool associé à des plantes ou à des essences : liqueurs ou apéritifs.

2. — Le lait et l'eau demandent simplement à être purs et non altérés par les microbes. A part cela, ils ne sont jamais nuisibles à la santé.

Le *café* et le *thé* se préparent en infusions, c'est-à-dire qu'on verse de l'eau bouillante sur les grains de café écrasés ou sur les feuilles de thé. Du fait qu'elles sont préparées avec de l'eau bouillante, donc privées de microbes, ces boissons ne sont pas malsaines. En outre, pris en quantité modérée, le café et le thé contiennent des principes, la caféine et la théine, qui sont favorables à la santé.

Pour le café, il ne saurait être question pour vous d'en boire, actuellement tout au moins, en certaine quantité. Mais, à l'âge adulte, vous pouvez en user avec modération, et alors sans danger.

Parmi les boissons fermentées, le *vin* est le produit de la fermentation naturelle du raisin ; le *cidre*, celui des pommes ; la *bière* est fabriquée avec de l'orge et du houblon.

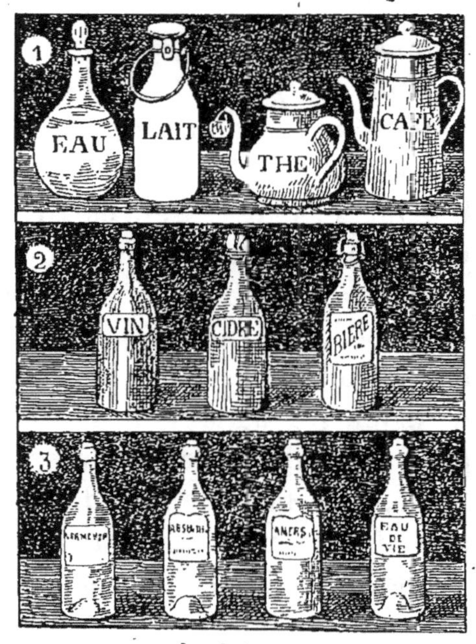

Les boissons :
1, boissons naturelles ; — 2, boissons fermentées ; — 3, boissons alcooliques.

Ces boissons ont un point commun : elles contiennent toutes de l'alcool, 8 à 15° pour le vin, 5 ou 6° pour les autres. Un vin moyen a 8 à 10°; le cidre a de 2 à 6° ; la bière 4° en moyenne.

Les boissons fermentées naturelles contiennent donc en général un peu d'alcool et, *prises en quantité modérée, ne sont pas nuisibles à la santé*. C'est leur abus qui conduit à l'alcoolisme et, par suite, aux maladies graves qu'il entraîne.

3. — Il en va autrement des boissons alcooliques proprement dites, dont l'alcool forme la plus grande partie.

L'alcool pur est impossible à boire. Aussi le mélange-t-on soit avec une certaine proportion d'eau, soit avec des substances à odeurs variées et à goût spécial, essences tirées des plantes, produits chimiques qui flattent le palais.

Dès maintenant, il faut savoir *que toutes ces boissons sont nuisibles à la santé.* Leur danger est d'autant plus grand qu'elles contiennent plus d'alcool. Au danger de l'alcool s'ajoute d'ailleurs celui des substances qui y sont introduites.

Or, il se fait une grande consommation de boissons fermentées peu nuisibles, et une autre, très grande aussi, de boissons alcooliques, celles-là très nuisibles. Là est le danger de l'alcoolisme. C'est de ce danger que nous allons vous parler.

II. — Les dangers de l'alcoolisme.

4. — *L'alcoolisme est un des plus grands fléaux de l'humanité.*

En France plus qu'ailleurs il fait des ravages, parce que nous avons le triste et navrant privilège d'être le peuple qui consomme le plus d'alcool.

5. — C'est à un Suédois, Magnus Hüss, qu'est due la notion du danger que fait courir l'alcoolisme.

Il y a cinquante ans, la Suède et la Norvège tenaient, comme nous maintenant, la tête des nations pour la consommation de l'alcool. Les crimes, les maladies y augmentaient d'autant. Frappé de ce fait, Hüss entreprit une véritable croisade contre l'alcool. Des lois furent votées et **surtout mises à exécution**. Le résultat c'est que maintenant la Suède et la Norvège, en même

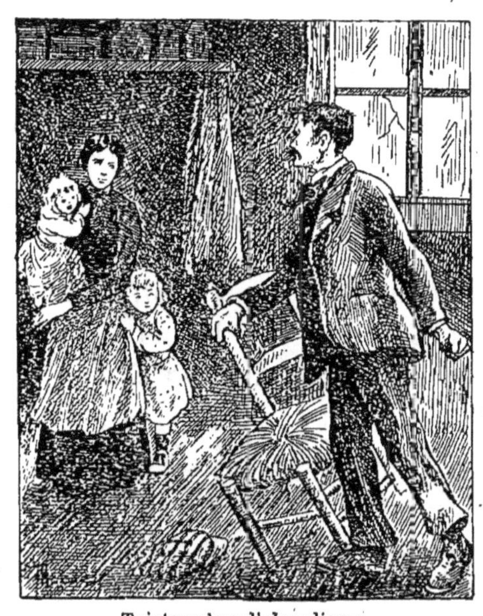

Triste scène d'alcoolisme.

temps qu'elles sont redevenues les nations les moins alcooliques, ont vu les malades, les crimes, la folie diminuer, et la prospérité renaître avec la rénovation morale et physique de leur race.

Quel bel exemple donné par ces peuples!

6. — Quels sont les méfaits de l'alcool ?
Ils sont de deux sortes. Passagers lorsque l'in-

dividu se livre passagèrement à la boisson, c'est l'ivresse. Vous avez pu juger que l'homme dans cet état ne présente pas un aspect bien engageant, et qu'il peut être la victime de tous les accidents, sans compter les fautes et les crimes qu'il peut commettre sous l'empire de la boisson.

Mais cette ivresse, cet alcoolisme passager n'est pas le plus dangereux s'il ne se renouvelle pas.

C'est l'alcoolisme chronique, l'alcoolisme de tous les jours qui est à redouter.

C'est l'absorption quotidienne de vin en quantité **immodérée**, *et surtout de boissons alcooliques*, apéritifs, amers, absinthes, qui conduit celui qui en fait usage à la maladie, à la vieillesse prématurée, à la folie et à la mort.

7. — La médecine nous apprend, et c'est un fait connu depuis longtemps déjà, que les buveurs de vin sont atteints d'une maladie du foie, la *cirrhose*, souvent mortelle, lorsqu'ils font de cette boisson un trop grand usage. *Le vin peut être bu, mais modérément.*

Le mal est autrement grave avec les boissons alcooliques, surtout celles qui contiennent des essences.

C'est l'estomac, troubles gastriques, c'est le cœur qu'elles affaiblissent; c'est le poumon qu'elles prédisposent à la tuberculose; c'est le rein qu'elles rendent malade, et c'est surtout le système nerveux qu'elles atteignent. L'alcoolique devient violent, brutal, en proie à des cauchemars. Ses nerfs sont altérés et des crises, le *delirium tremens*, le conduisent à la mort ou à la maison des fous.

III. — **Mauvaises raisons**.

8. — Vous trouverez des personnes qui vous diront : « Mais, enfin, il existe de bon alcool, de l'alcool bien préparé, et celui-là ne saurait faire mal ».

Il existe, en effet, des alcools plus ou moins bien préparés, et celui qui l'est mal est plus dangereux, plus nocif que l'autre. Mais, sachez-le : le meilleur alcool, le mieux préparé, est tout de même un danger. *Il n'y a pas de bon alcool inoffensif.*

9. — D'autres croiront faire de l'esprit en vous citant des exemples de gens ou d'eux-mêmes qui absorbent des quantités considérables d'alcool, et qui, disent-elles, ne s'en portent pas plus mal.

D'abord, le fait aurait besoin d'être vérifié, ce qui n'est pas facile. Ensuite, rien ne dit ce que deviendront dans un temps plus ou moins rapproché ces grands consommateurs d'alcool jusqu'ici impunis ; la maladie pourrait bien les guetter. Enfin, il peut y avoir des exceptions. Mais de ce qu'un homme très fort est capable de soulever un poids de 150 kilos, il n'en résulte pas que tout le monde puisse le faire, et les gens moins forts que lui commettraient une grave imprudence en s'y essayant.

10. — Vous entendrez des gens enfin répéter : « Pourquoi tant faire la guerre à l'alcool ? Un grand savant a dit : L'alcool est un aliment. »

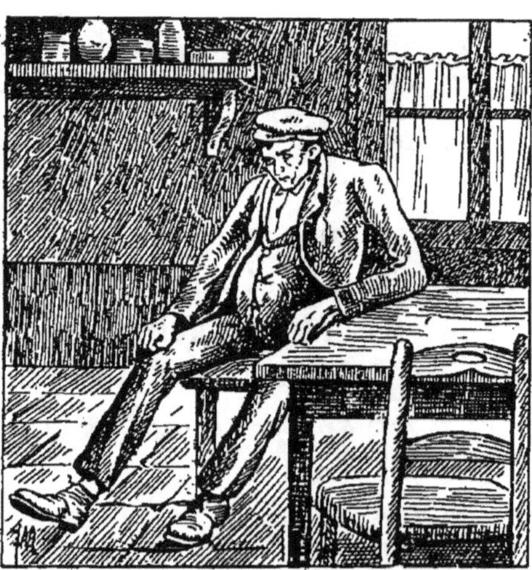

Alcoolique atteint de cirrhose du foie.

Cette parole a été malheureusement bien détournée de ce qu'elle voulait dire primitivement. La hâte avec laquelle ceux qui ont intérêt à ce que l'alcoolisme ne diminue pas l'ont répétée montre ce qu'une parole juste, mais imprudente, peut causer de mal.

L'alcool est un aliment, si par aliment on entend ce qui produit de l'énergie. C'est un aliment au sens *chimique* du mot. Il brûle dans notre corps comme un autre aliment. Mais, justement, *il brûle trop, et c'est pourquoi l'aliment est mauvais.*

Supposons qu'en jetant du charbon dans le foyer d'une locomotive, le chauffeur y jette en même temps une cartouche de dynamite qu'il vient de trouver, sous le prétexte que la dynamite produit de l'énergie, de la force, comme le charbon : la machine volerait en éclats.

L'alcool fait de même : il détruit l'organisme plus qu'il ne l'alimente. Tous les savants qui se sont occupés de la question, même celui qui a dit que l'alcool était un aliment, sont d'accord pour affirmer que *c'est un aliment dangereux.*

IV. — Le Devoir.

11. — Votre devoir est de lutter contre l'alcoolisme de toutes vos forces.

Il le faut pour que notre pays cesse d'occuper la place fort peu honorable qu'il s'est donnée dans la consommation de l'alcool.

Il le faut pour l'avenir de notre race, afin que les Français restent un peuple vigoureux et sain. *L'alcoolisme, c'est la fin d'une race.*

Il le faut pour que l'argent dépensé soit, directement, pour payer ces boissons, soit, indirectement, pour les maladies, les entrées à l'hôpital ou à l'asile, soit réservé à des emplois plus utiles.

12. — Dès maintenant, prenez la résolution de ne jamais prendre de boissons alcooliques. Renseignez-vous de plus en plus sur les méfaits de l'alcool. Faites-les connaître à ceux qui vous entourent. Lisez en famille ce qu'en dit votre petit livre et faites-vous les propagateurs de l'anti-alcoolisme.

13. — Il est toutefois nécessaire de préciser ici jusqu'à quel point doit s'engager la lutte contre l'alcoolisme.

Certains pays, l'Amérique récemment, ont interdit l'alcool d'une façon absolue. On ne doit plus boire ni vin, ni cidre, ni bière, ni boissons alcooliques.

Cette mesure rigoureuse ne semble pas justifiée. En France, elle paraît en tous cas inapplicable.

Autant, en effet, on doit poursuivre la lutte contre les boissons alcooliques, surtout celles à essences, autant il serait exagéré de vouloir prohiber les boissons naturelles fermentées, vin, cidre, bière.

14. — La situation est ici très nette.

Les boissons fermentées, vin, bière, cidre, ne sont pas nuisibles, mais plutôt favorables à la santé.

Prises en quantité modérée, elles stimulent la digestion, activent les échanges nutritifs et fortifient le corps.

Il faut donc les conserver.

Ce qu'il faut, c'est de ne pas en abuser et s'exposer à absorber ainsi de fortes doses d'alcool.

Ici, comme partout d'ailleurs, c'est l'excès qu'il faut éviter.

Quant aux boissons alcooliques, *surtout celles à essences, on doit les proscrire d'une façon absolue,* comme on l'a fait pour l'absinthe, l'une des plus nuisibles d'entre elles.

QUESTIONS

(Certificat d'études primaires.)

1. Comment classe-t-on les boissons ? — Que penser, au point de vue de l'alimentation, de chacune de ces différentes sortes de boissons ?

2. Faites l'historique de l'alcoolisme. — Signalez-en les méfaits. A quelles maladies donne-t-il lieu ?

3. Signalez quelques-unes des mauvaises raisons invoquées en faveur de l'usage de l'alcool et réfutez-les.

4. Quel est votre devoir en ce qui concerne l'alcoolisme ? Toutes les boissons doivent-elles être interdites ? Quelles sont celles qu'il faut prohiber de façon absolue ?

Les exercices corporels.

I. — Les jeux.

1. — Notre corps á besoin d'exercice pour s'entretenir en bon état de santé. De même qu'une machine travaillant sans excès, mais bien graissée, fonctionne sans effort, de même en va-t-il pour notre corps. Si la machine s'arrête, elle ne tarde pas à se rouiller et à se détériorer.

Il nous faut donc de l'exercice.

2. — L'exercice le plus naturel est la marche. Nous le pratiquons journellement presque à notre insu. La marche aide au développement normal des petits enfants et à leur croissance. Chez l'adulte, pratiquée modérément, elle active la circulation et rend plus ample la respiration.

La marche est donc un exercice très hygiénique.

3. — Un autre exercice naturel, c'est le jeu. Les enfants le pratiquent comme d'instinct, parce qu'ils ont besoin de mouvement. Nous rappellerons

ce que nous avons dit des jeux en usage à l'école :
en général ils sont bons.
Le jeu est le meilleur repos pour l'écolier.

4. — Mais il faut qu'on vous mette en garde
contre certains excès possibles. On fait beaucoup
de sport en ce moment. Le sport est utile en même
temps qu'agréable. Seulement il exige une certaine
accoutumance et une surveillance constante. D'un
exercice salutaire en soi vous pouvez faire un exercice qui vous fatigue et vous expose à des maladies
graves, si vous le pratiquez *sans mesure.*
En tout la modération est nécessaire.

5. — La bicyclette, par exemple, est un sport
agréable et profitable, à condition que vous ne le
pratiquiez pas trop jeune, alors que vos muscles
n'ont pas encore la vigueur nécessaire. La fatigue
vient vite et si vous outrepassez vos forces, votre
cœur faiblit, tout votre organisme s'épuise.
On ne devrait pas faire de bicyclette avant 12 ou
13 ans, c'est-à-dire avant que le corps ait acquis
l'aptitude pour cet exercice par une force musculaire suffisante.

6. — Il est par contre un exercice qu'on voudrait
vous voir pratiquer de meilleure heure, c'est la
natation. La natation est un sport non seulement
agréable mais hygiénique *et surtout utile. Tout le
monde devrait savoir nager.*

Nous n'avons malheureusement pas, en France, en dehors d'un établissement de bains modèle à Strasbourg, d'installations qui se prêtent à cet apprentissage de la natation.

Trop souvent les bains de rivière n'étant pas surveillés occasionnent des accidents mortels.

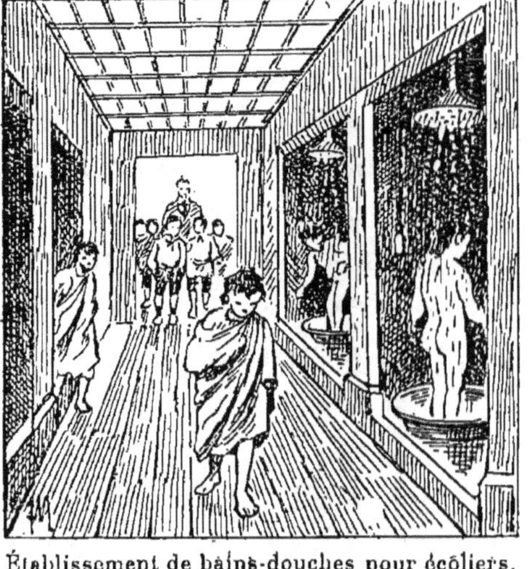
Établissement de bains-douches pour écoliers.

7. — Après vos jeux, vous ressentez une sensation de fatigue. Vos jambes paraissent lourdes, vos bras pesants, et, le soir, vous éprouvez le besoin de dormir.

Il faut vous reposer, c'est-à-dire permettre à votre organisme de reprendre son équilibre.

La sensation que vous éprouvez alors est normale si vous n'êtes pas trop fatigués. Après une journée bien remplie, la fatigue est ordinaire, et c'est elle qui favorise le sommeil. Mais, si vous avez exagéré, vous ressentez un malaise et parfois une véritable indisposition. Vos nerfs sont excités et le sommeil ne vient pas.

Même dans vos jeux, vous devez donc conserver la modération que vous devez avoir en toutes choses.

II. — **Les sports.**

8. — Autant il est nécessaire que vous jouiez franchement, en vous fatiguant quelque peu, mais sans excès, autant il faut réprouver les jeux violents qu'on cherche à acclimater chez nous sans trop de discernement.

Sachez, en particulier, que les sports, c'est-à-dire certains jeux, certains exercices qui exigent une dé-

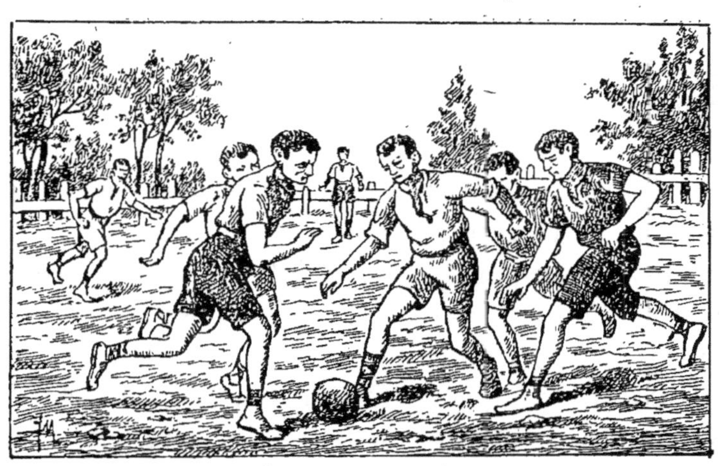

Le jeu de foot-ball.

pense de forces considérable ne sont pas de votre âge. Le foot-ball, la course à pied, l'escrime, la boxe, le canotage ne pourront vous être permis que *lorsque vous aurez déjà acquis une certaine force musculaire.* Il n'en peut être question pour vous et ce serait vous exposer à des accidents graves que de vous y adonner.

9. — Sachez même dès maintenant qu'il vous faudra, lorsque vous pratiquerez les sports, y arriver par une gradation ménagée, *par un entraînement progressif*, et qu'à ce moment il sera nécessaire de vous surveiller pour noter l'apparition des signes vous faisant comprendre que vous avez dépassé votre force de résistance.

10. — Contentez-vous donc actuellement des vieux jeux français, si pittoresques et si variés. Vous ne connaîtrez, en les pratiquant, que la fatigue normale qui vous conduira le soir à un bon sommeil et à un bon repos.

11. — Ce repos, vous le prendrez dans un lit qui ne sera pas trop mou. Il faut vous habituer à coucher sur des lits un peu durs *et rejeter ces lits de plumes* encore fréquents dans bien des campagnes, où l'on s'enfonce et où l'on sue, ce qui affaiblit.

Habituez-vous à dormir la fenêtre ouverte. En tout cas, ne négligez pas de le faire l'été, en évitant que l'air ne vienne trop brutalement vous atteindre.

III. — **Les colonies de vacances.**

12. — L'année scolaire est terminée. A ce moment, on estime que votre corps et votre esprit ont besoin d'un délassement complet. Vous abandonnez tout travail. Profitez-en pour fortifier votre santé.

13. — Vous, enfants des campagnes, vous êtes favorisés. C'est le moment de la belle saison. Le calme, le repos et la vie au grand air vous sont faciles.

Il n'en va pas de-même pour vos petits camarades des villes. Là, c'est toujours l'entassement, toujours la chaleur accablante, et le repos n'est pas un repos complet.

Il serait à souhaiter que chaque petit citadin pût profiter, pendant une partie de ses vacances, de l'air

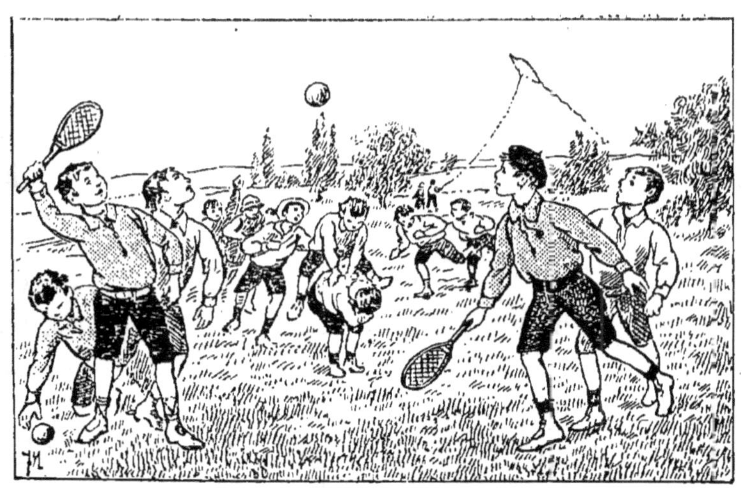

Une colonie de vacances.

pur que l'on respire soit à la montagne, soit à la mer, soit dans les grandes plaines des campagnes.

Il n'y en a malheureusement qu'un petit nombre. Aussi s'est-on efforcé de donner aux enfants des villes des vacances plus profitables pour leur santé en instituant les *colonies de vacances*.

14. — Dans beaucoup de villes, un certain nombre d'enfants, de préférence ceux qui sont le moins bien portants, sont envoyés pendant un mois ou six semaines à la campagne.

Le résultat au point de vue de leur santé est merveilleux. Ils grossissent et grandissent pendant ces quelques semaines autant que pendant tout le reste de l'année.

Quelle meilleure démonstration peut-on donner de l'influence de l'air pur sur la santé ?

Il est souhaitable que les colonies de vacances se multiplient partout. S'il n'en existe pas encore où vous habitez, parlez-en à vos parents. Cela fera peut-être penser à certaines personnes de s'en occuper et nous souhaitons sincèrement que vous-mêmes en profitiez.

15. — Quelle que soit la manière de passer vos vacances, à la mer, à la montagne, à la campagne ou à la ville, attachez-vous à bien mettre en pratique les principes de l'hygiène.

Soyez propres, soigneux de vos vêtements, modérés dans vos jeux. Faites de bonnes promenades, respirez un air pur, mangez sans gloutonnerie. Et lorsque reviendra le moment de reprendre le travail, vous rentrerez à l'école bien reposé, frais et dispos pour recommencer une nouvelle année scolaire.

QUESTIONS

(Certificat d'études primaires.)

1. Montrez que le corps humain a besoin d'exercice.— Que faut-il penser de la marche?

2. Pourquoi les jeux sont-ils utiles? N'y-a-t-il pas des excès à éviter, même dans les jeux?

3. Que penser de l'usage de la bicyclette? — De l'exercice de la natation?

4. Faites connaître les principaux sports. Comment convient-il de les pratiquer?

5. Quel est le genre de lits qu'il faut préférer? Pourquoi recommande-t-on de dormir les fenêtres ouvertes?

6. Expliquez ce que sont les colonies de vacances. — Montrez-en l'utilité. Faites-en connaître les heureux résultats.

L'hygiène de l'ouvrier.

I. — **La propreté et la nourriture**.

1. — Lorsque, devenus grands, vous quitterez l'école, beaucoup d'entre vous iront à l'atelier. Il est nécessaire de leur donner quelques conseils sur l'hygiène du travailleur.

2. — *A l'atelier, comme partout, le premier devoir est d'être propre.* Il y a une façon pour l'ouvrier d'être propre. C'est de veiller à ce que les vêtements, si modestes qu'ils soient, soient le moins possible couverts de poussière ou de boue, à ce qu'ils ne soient pas tachés de graisse ou d'huile. Ceci est affaire de goût et de soins personnels.

3. — Il y a eu récemment chez nous des travailleurs américains. On souhaiterait que les ouvriers français eussent retenu d'eux la façon de se tenir propres. Nulle gène chez eux quand ils doivent se présenter en n'importe quel endroit. Sans doute ils ne sont pas toujours sans souillures, mais leurs effets, leur visage, leurs mains sont toujours aussi nets que possible. Quelle différence avec un trop grand nombre de nos travailleurs manuels,

dont la tenue négligée leur paraît être en rapport avec leur travail !

4. — Comme tout le monde, l'ouvrier prendra soin de se laver tous les jours à grande eau, et de préférence le soir.

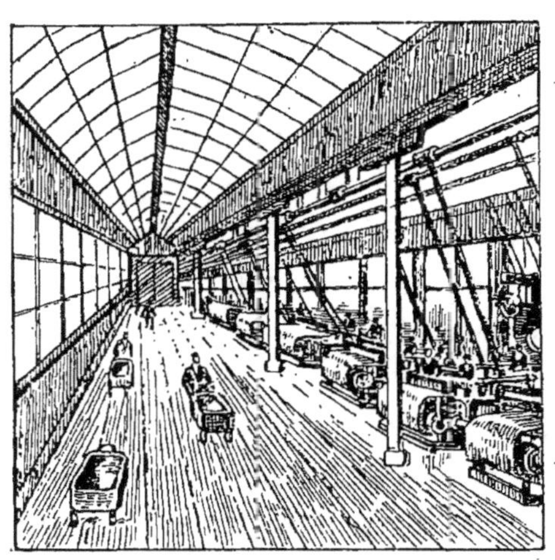

Un atelier bien tenu.

Il se lavera non seulement la figure, mais les oreilles, la bouche, le nez, le cou et les pieds assez fréquemment. *Surtout il prendra un soin particulier de ses mains.*

Les mains du travailleur manuel sont exposées aux salissures par suite du maniement de certaines matières et de leur contact avec certaines substances, certains objets, métaux, poudres, graisses, huiles, colles.

Un simple lavage ne suffirait pas pour les rendre propres. Il faut recourir à un brossage rigoureux, à l'eau de savon, des mains, des ongles, de l'avant-bras jusqu'au coude. Un double rinçage est même souvent nécessaire.

Prendre aussi toutes les précautions pour préserver les mains des gerçures et des engelures en hiver.

5. — Il appartient aux syndicats ouvriers de poursuivre énergiquement auprès des patrons, sans tracasseries, mais avec le seul souci de leur santé et, par suite, de leur meilleur rendement, l'installation hygiénique d'armoires pour leurs vêtements, de systèmes d'aspiration de poussière, d'installations de douches et de lavabos pour leur propreté.

6. — Le travailleur manuel a besoin d'une nourriture substantielle pour réparer ses forces. Il est indispensable qu'il puisse se l'accorder.

Mais il faut qu'il soit sobre. Pas de boissons alcooliques excitantes sous prétexte de ranimer ses forces. L'eau pure, la bière, le cidre et le vin pris en quantité modérée au cours du repas, voilà le meilleur régime en ce qui concerne les boissons.

7. — Il faut détruire le préjugé qu'il est nécessaire de boire du vin pour faire des travaux de force. Les portefaix et les coltineurs de Constantinople, qui ressemblent un peu à nos « forts de la halle », ne boivent jamais de vin, et cela ne les empêche pas de supporter des fatigues très grandes.

Cependant, dans nos pays, l'habitude et le genre de *vie autorise la prise en quantité modérée du vin, de la bière ou du cidre.* L'hygiène ne peut rien y trouver de mal et il est souhaitable que tous puissent trouver ce stimulant à leur travail.

Un demi-litre à un litre de ces boissons, suivant les travaux, peuvent, si aucune boisson alcoolique, comme les apéritifs, ne vient s'y ajouter, être tolérés journellement.

8. — L'ouvrier évitera l'usage du tabac, et, en tous cas, n'en abusera pas. Le tabac ne vaut rien et il est coûteux. La fumée ne tue pas le microbe, ainsi que le disent plaisamment certains ouvriers.

11. — **Derniers conseils.**

9. — L'atelier doit être vaste, bien tenu, bien aéré et en bon état d'hygiène. Mais ceci concerne le patron qui emploie l'ouvrier. Il est soumis à cet égard à des règlements que les inspecteurs du travail sont chargés de faire appliquer.

Ce qu'il faut absolument éviter, c'est de cracher sur le sol : vous en connaissez la raison.

A cet égard, les ouvriers ne se gênent pas assez. « Où il y a de l'hygiène, disent-ils, parodiant un proverbe, il n'y a pas de plaisir. » Et se retranchant derrière ce quiproquo, ils se permettent toutes sortes de libertés incompatibles avec l'hygiène.

Il arrivera que quelques camarades travaillant avec vous soient malades.

Quelques-uns peuvent être atteints de tuberculose et être obligés de travailler.

Ne faites pas que cette obligation, nécessité cruelle qui entrave en grande partie leur guérison, soit pour eux une source d'ennuis.

Si quelques-uns bien éduqués, soucieux de leur santé et **aussi de la vôtre**, se servent de petits crachoirs individuels pour recueillir leurs crachats dangereux, *surtout ne vous en moquez pas*. Ils agissent ainsi **honnêtement** et pour la santé de tous. Vous prendrez vis-à-vis d'eux des précautions simples non vexatoires. De leur côté, ils chercheront à ne pas vous contaminer, et ainsi seront réalisées les conditions les meilleures pour ne pas augmenter la maladie.

10. — Il y a des limites aux forces humaines. Le travail trop prolongé fatigue et peut amener l'épuisement. C'est pourquoi une loi récente a fixé à huit heures la journée de travail. C'est ce qu'on appelle la loi des trois huit. La journée est divisée en trois fractions : huit heures de travail, huit heures de sommeil, huit heures de liberté.

Cette loi est humaine. Elle doit donner de bons résultats si elle est sagement appliquée.

Les huit heures de travail et les huit heures de sommeil correspondent aux données de la physiologie. Un ouvrier non surmené fait d'ailleurs de meilleure besogne. Mais il faut que les huit heures soient honnêtement employées.

11. — Quant aux huit heures de liberté, il est nécessaire, cela va sans dire, qu'elles se passent ailleurs *qu'au jeu et au cabaret.*

L'ouvrier utilisera ces heures libres pour compléter son éducation et cultiver son intelligence.

12. — En ce qui vous concerne, enfants, devenus apprentis, vous continuerez à suivre les cours d'adultes, les cours de

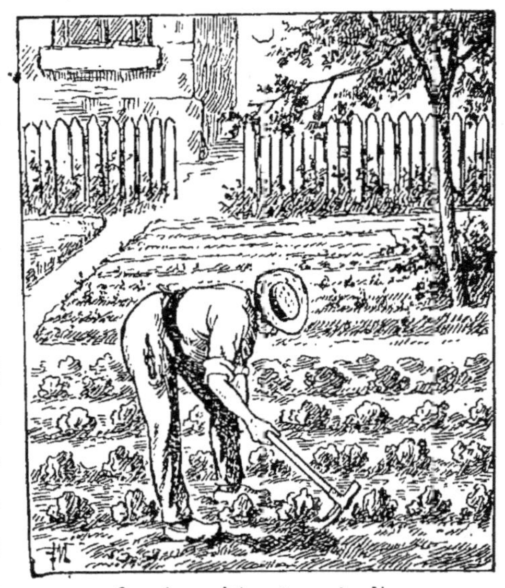
Ouvrier cultivant son jardin.

dessin et de technologie. Vous fréquenterez les bibliothèques, vous assisterez aux conférences, vous visiterez les musées; vous vous occuperez des questions d'hygiène, vous attachant à tout ce qui peut faire de vous un ouvrier habile, en même temps *qu'un citoyen éclairé* et utile à son pays.

QUESTIONS

(Certificat d'études primaires.)

1. Quel est le premier devoir de l'ouvrier à l'atelier ? Qu'a-t-on remarqué chez les travailleurs américains lors de la dernière guerre ? — Quels soins de propreté l'ouvrier doit-il s'imposer et quelles précautions en ce qui concerne ses mains ?

A quoi doivent s'attacher les syndicats ouvriers au point de vue de l'hygiène des ateliers ?

2. Comment le travailleur doit-il se nourrir ? De quelles boissons peut-il user et dans quelles limites ? Quel préjugé faut-il détruire en ce qui concerne le vin ?

Quel conseil donne-t-on sur l'usage du tabac ?

3. Comment doit être l'atelier et à qui en incombe le soin au point de vue de l'hygiène ? — Quelle attitude faut-il prendre à l'égard des ouvriers malades ?

4. La journée de huit heures vous semble-t-elle raisonnable ? A quelles conditions ? Comment le père de famille utilisera-t-il ses huit heures libres ?

5. Et l'apprenti ? A quoi doivent tendre les efforts de l'apprenti ?

TABLE DES MATIÈRES

                                                            Pages.

AVANT-PROPOS.................................. **V**

Première Leçon. — **L'hygiène.** — L'hygiène et la santé. — Pasteur. — Le rôle de l'hygiène. — Les buts de l'hygiène. — L'hygiène en France........................... **9**

Deuxième Leçon. — **L'hygiène et la toilette.** — Le nettoyage. — Le vêtement........................... **20**

Troisième Leçon. — **L'hygiène de l'école et des écoliers.** — L'école. — La propreté et le tenue des élèves. — Les livres et les objets scolaires. — Les récréations. **28**

Quatrième Leçon. — **Les maladies contagieuses.** — Histoire de la lutte contre la variole : la vaccination. — La fièvre typhoïde et les autres maladies contagieuses. — L'isolement. — La désinfection..................... **37**

Cinquième Leçon. — **La tuberculose.** — La tuberculose. — Comment éviter la tuberculose. — Comment se comporter avec les tuberculeux..................... **49**

Sixième Leçon. — **L'hygiène à la ville.** — L'hygiène à la ville. — Les habitations à bon marché.............. **58**

Septième Leçon. — **L'hygiène à la campagne.** — Les maisons à la campagne. — L'eau à la campagne. — Les mouches. — Les rapports des gens de la campagne avec ceux de la ville..................................... **64**

Pages.

Huitième Leçon. — **L'hygiène de l'habitation et de la famille.** — L'hygiène de la maison. — L'éclairage. — Le chauffage. — La tenue de la maison et les animaux domestiques. — Conseils aux fillettes..................   74

Neuvième Leçon. — **L'hygiène de l'alimentation.** — L'alimentation. — La mastication des aliments. — Le contrôle des aliments. — Le pain. — Le lait   87

Dixième Leçon. — **L'alcoolisme** — Les boissons. — Les dangers de l'alcoolisme. — Mauvaises raisons. — Le devoir...   98

Onzième Leçon. — **Les exercices corporels.** — Les jeux. — Les sports. — Les colonies de vacances............   108

Douzième Leçon. — **L'hygiène de l'ouvrier.** — La propreté et la nourriture. — Derniers conseils..........   116

24-23. — Saint-Germain-lès-Corbeil. — Imp. Willaume.